U0845154

『时令节气与健康』你问我答 2

国家卫生健康委宣传司 编

人民卫生出版社
·北 京·

图书在版编目（CIP）数据

"时令节气与健康"你问我答．2 / 国家卫生健康委宣传司编．-- 北京 ：人民卫生出版社，2025. 9（2025. 10重印）.
ISBN 978-7-117-38649-4

Ⅰ. R161-49

中国国家版本馆 CIP 数据核字第 2025B141T7 号

人卫智网	www.ipmph.com	医学教育、学术、考试、健康，购书智慧智能综合服务平台
人卫官网	www.pmph.com	人卫官方资讯发布平台

"时令节气与健康"你问我答 2
"Shiling Jieqi yu Jiankang" Niwen Woda 2

编　　者：国家卫生健康委宣传司
出版发行：人民卫生出版社（中继线 010-59780011）
地　　址：北京市朝阳区潘家园南里 19 号
邮　　编：100021
E - mail：pmph @ pmph.com
购书热线：010-59787592　010-59787584　010-65264830
印　　刷：北京华联印刷有限公司
经　　销：新华书店
开　　本：710 × 1000　1/16　　印张：10
字　　数：108 千字
版　　次：2025 年 9 月第 1 版
印　　次：2025 年 10月第 2 次印刷
标准书号：ISBN 978-7-117-38649-4
定　　价：80.00 元

打击盗版举报电话：010-59787491　E-mail：WQ @ pmph.com
质量问题联系电话：010-59787234　E-mail：zhiliang @ pmph.com
数字融合服务电话：4001118166　E-mail：zengzhi @ pmph.com

《“时令节气与健康”你问我答 2》编委会

（以姓氏笔画为序）

于　康	马建岭	马艳良	王　荃	王大燕	王华庆
王健全	王海隆	支玉香	吕沛宛	刘　静	刘兆平
刘起勇	安志杰	孙　新	李　杰	李　晶	李子禹
李侗曾	李景南	吴　迪	汪红兵	张丽霞	陈　周
陈　操	陈文慧	周晓农	郑　徽	柳艳香	侯　明
袁　盈	黄薛冰	龚燕冰	常昭瑞	彭质斌	董国菊
蒋荣猛	潘　琦	薛　奇	魏文斌		

前言

二十四节气是我国农耕文化的瑰宝，承载着丰富的历史文化内涵，也与群众生产生活和健康息息相关。

国家卫生健康委 2024 年举办的“时令节气与健康”健康知识发布会相关内容已经通过《“时令节气与健康”你问我答》一书与读者见面，包含夏至到冬至 13 个节气相关健康知识。2025 年，这项工作仍在继续。我们将小寒至芒种共 11 个节气相关的健康知识再次集结成册，形成本书。

书中，我们继续坚持将优秀传统文化和科学健康知识相融合，精选了大家关注的热点问题，重点介绍具有时令节气特色的中医保健、传染病预防、体重管理、慢性病防治、急救知识与技能、心理健康、职业健康、重点人群健康等。比如，中医穴位按摩、运动损伤识别、儿童惊厥处理、一氧化碳中毒急救、低温户外工作防护、痛风患者饮食调整、打鼾筛查干预、过敏性鼻炎应对、胃肠炎防治等群众关心关注的健康主题，让健康科普切实服务群众日常生产生活。

希望本书能成为广大读者愿意放在身边时常翻看的健康工具书。我们也将持续推出更多科学权威、通俗易懂、贴近生活且实用性强的健康科普读物，服务群众健康。

国家卫生健康委宣传司

2025 年 7 月

目录

目录

『时令节气与健康』你问我答 2

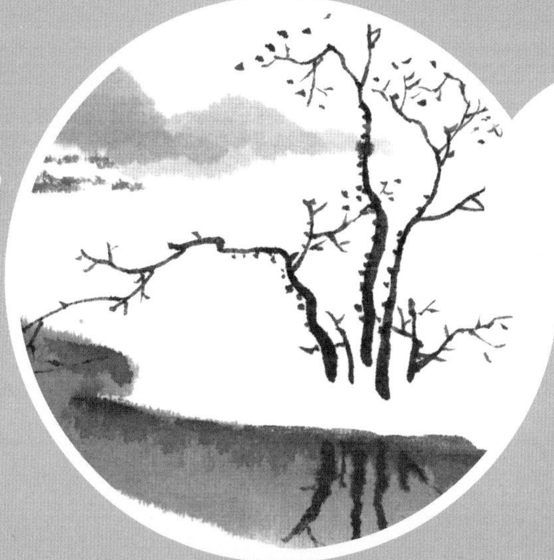

小寒

“小寒连大吕，欢鹊垒新巢”。小寒时节，阴冷干燥，养生仍应遵循“秋冬养阴”的基本原则，敛藏精气，固本培元。起居方面宜早睡晚起、防寒保暖，要保养好肠胃，注意情绪调节，平时多晒太阳、适量运动。小寒后天气寒冷，流感、肺炎等呼吸道感染性疾病进入高发季节，没有疫苗禁忌证者，尤其是重症高危人群，要及时接种疫苗，科学佩戴口罩，勤洗手，常通风，保持良好的个人卫生习惯。

1.

民间有“小寒大寒、冷成一团”的说法。寒冷天气会对肠胃造成负担，特别是有慢性胃肠疾病的患者。中医有什么护理肠胃的好办法？

中医理论中有“脾为后天之本”一说，脾胃功能的好坏直接关系到身体健康。在小寒节气，天气逐渐转冷，寒气加重，寒冷天气对肠胃确实有一定的影响，民间常有“小寒胜大寒”的俗语，因此，小寒时节养护肠胃尤其重要。

寒冷天气对肠胃的影响主要体现在两方面：一是寒气侵袭，导致肠胃气血运行不畅；二是寒冷天气使人们的饮食习惯发生变化，人们会食用一些高能量的食物御寒，容易引起脾胃虚弱和消化功能下降。

冬季养护肠胃的首要任务是保暖。本身就有慢性胃肠疾病的患者，更要注意腹部的保暖。要穿厚实的衣物，必要时可以用暖宝宝来温暖腹部，避免寒气直接侵入身体。其次，饮食调养是养护肠胃的关键，天气渐冷，要避免食用寒凉的食物，应选择温热、易消化的食物：姜茶，粗粮细粮搭配、营养丰富的粥类，不光能养护肠胃，也能提供一些能量。

此外，可以给大家推荐一款茶饮：红枣桂圆枸杞茶。红枣是补血养气的佳品；桂圆的果肉又称龙眼肉，有温补心脾、益气养血的功效，在寒冷的冬季能够帮助补充气血，促进消化，增强体力；枸杞滋补肝肾、益精明目，提高机体免疫力。取桂圆和枸杞各 5

克，大枣3枚，掰开，用1 000毫升的水煮沸3~5分钟，就可以饮用了。对于易上火的人群，可以加2~3朵菊花。须注意，大枣、桂圆、粥类食品的糖分含量比较高，糖尿病患者不适用。

2.

小寒时节天气寒冷，日照时间短，又处于年终岁末，人们容易情绪低落、心理压力大。中医有什么好的情志调节方法？

一方面，小寒时节天气寒冷，人的阳气容易受损，体内阴寒之气也相对较重，可能影响情绪稳定。另一方面，小寒时节阳光照射时间较短，光照不足会影响大脑分泌血清素，而血清素是一种与情绪和幸福感相关的神经递质。此外，小寒常在岁末，很多人面临年终繁忙的工作，也容易感到焦虑和沮丧。

中医认为“肝主疏泄”，肝脏与情绪调节密切相关，因此，疏肝解郁是调节情绪的关键方法之一。推荐药食同源代茶饮：取橙皮、玫瑰花各5克，泡水。橙皮有理气解郁、化痰的作用，玫瑰花则有活血调经、疏肝解郁的效果，二者结合，有助于调节情绪，缓解压力。

推荐按摩督脉上的穴位——百会穴，位于头顶，两耳尖连线的中点与眉间中心线交汇处的凹陷处，手、足三阳经以及督脉交汇于此，同时也涉及五脏六腑气血的交汇，所以也有“三阳五会”之称，具有醒脑开窍、升阳固脱的功效，被视为调节大脑和神经系统的关键穴位。点按此穴能够通调气血，提升精神状态，减轻精神压力、缓解焦虑、改善失眠等症状，特别适用于因焦虑、压力过大而导致的情绪低落等情况。按压百会穴力度一定要适中，每次按1~2分钟，感到舒适为宜。

3.

中医在预防流感方面有什么特色与优势？推荐什么实用的穴位和推拿手法？

流感属于中医“时疫”范畴，是正气不足、外邪侵袭人体所致。中医强调“未病先防”，增强体质和调节免疫力。

大椎穴位于督脉上，具有温经散寒的功效，具体位置在第七颈椎棘突下的凹陷处。头微向前倾，脖子后面的凸起就是第七颈椎，下面的凹陷就是大椎穴。大椎穴也是手足三阳经和督脉交汇的穴位，统领一身阳气。按揉大椎穴可以清热解表，温通经络。沐浴时，可以选择温度适宜的热水冲洗大椎穴1~2分钟，以鼓舞阳气，预防感冒。另外，如果出现了发热、恶寒等感冒的症状，我们也可以通过刮痧和按摩大椎穴缓解。但要注意的是，在饥饿、过度劳累或剧烈运动后，不宜按摩。

日常生活中，也要注意颈部和头部的保暖，出门的时候要戴帽子和围巾，防止阳气和能量从头部和颈部散去。

药膳推荐五指毛桃乌鸡汤。五指毛桃在岭南地区常被添加到日常饮食中，性微温、味甘，具有健脾化湿、行气化痰的功效；乌鸡性温，具有滋阴补气、养血益肾、温中和胃的功效。洗净的乌鸡，加50克五指毛桃、10~20克黄芪、5~10克枸杞，煲煮1~2小时即可食用，可根据个人的口味加入一些调味料。该汤非常适用于寒冷冬天温补身体，可以避免寒气侵袭，提高机体免疫力。

4.

现在越来越多的人喜欢运动养生，冬季锻炼时有哪些需要特别注意的方面？又该如何避免因运动不当带来的损伤？

中医强调“春夏养阳，秋冬养阴”，在寒冷的季节锻炼时，我们要更加注意避免过度耗损体力和气血，确保身体阴阳平衡。

第一，保暖非常重要。冬季寒冷，寒邪容易侵入人体，导致经络收缩、气血不畅，容易引发运动损伤。所以，运动时应确保身体的温暖，尤其是针对颈部、关节等易受寒冷影响的部位，应注意增加围巾等防寒衣物，避免寒气入侵。第二，预热和拉伸不可忽视。冬季天气寒冷，肌肉、韧带较为僵硬，运动前必须做好充分的热身，避免过快进入高强度运动。运动前的拉伸可以温养气血，确保气血流畅，减少运动损伤。第三，冬季运动的强度应该适中，量力而行，避免剧烈高强度运动导致的过度体力消耗。第四，选择合适的运动方式也是避免运动损伤的关键。冬季适合慢跑、八段锦、瑜伽等低强度、高耐力的运动，这些运动能有效提高身体的免疫力，增强心肺功能。

5.

冬季流感等呼吸道传染病高发，很多儿童会出现发热的症状，有的甚至会出现热性惊厥，遇到这种情况该如何正确处理？是否可以自行服用退热药物？

热性惊厥是儿童发热的常见合并症，以 6 月龄到 5 岁的儿童多见，常在儿童发热的第一个 24 小时内发生。发病时体温常超过 38.5℃。惊厥发作时，孩子多表现为两眼上翻、四肢僵硬或抽动、口唇发绀、牙关紧闭，呼叫时没有反应。多数儿童热性惊厥的发作时间较短，常在 3~5 分钟后停止，家长可在孩子惊厥停止后就医。如果孩子以前发生过惊厥持续状态，或者本次惊厥时间超过 5 分钟，建议立即就医。

如果孩子发生热性惊厥，家长可以这样做：将孩子放在平坦、不易受伤的地板或床上，远离桌椅、墙角等有尖锐物体的地方，防止孩子在抽搐时发生碰撞或跌落；松开衣领，平卧、让儿童头部偏向一侧或侧卧，防止呕吐物误吸入气管导致窒息。惊厥发作时，家长应注意“三不要”：一是不要往儿童嘴里塞任何东西，包括勺子、筷子、大人的手指等；二是不要喂食包括水、药物等在内的任何东西，包括退热药物；三是不要试图束缚孩子的肢体，以免造成损伤。

惊厥发作停止后，在孩子神志清楚的前提下，可根据体温和孩子的年龄、体重，按照说明书上的用法用量给孩子规范服用退热药。

6.

孩子患流感后，家长有什么需要注意的？

儿童流感以发热为主要表现，可伴寒战、头痛、肌痛和全身不适等，还会有咳嗽、咽痛和流涕等呼吸道症状。儿童流感的胃肠道症状一般比成人更明显，如恶心、呕吐、腹泻和食欲不佳等。绝大多数儿童感染流感病毒后病程呈急性、自限性，一般发热2~3天，并在1周内恢复，但咳嗽可能会持续较长时间，少数孩子的疲劳和乏力会持续数周。

感染流感病毒后，主要采取抗病毒和对症治疗。目前有儿童可用的抗流感病毒药物，患儿应在医生的指导下尽早使用，尤其是发病48小时内；即便病程超过48小时，一旦明确流感，也应尽早用药。抗生素对流感病毒无效。对症治疗主要以退热、缓解不适为主。大家可以根据孩子的年龄和体重合理选择并规范使用退热药，还可以使用一些缓解咳嗽和鼻塞等症状的药物。另外，孩子发生流感要注意休息，不要带病上学。

7.

小寒时节天气寒冷，而儿童肺脏娇嫩，免疫力低下，更易受到细菌、病毒等病原体侵袭，引发呼吸道感染。有哪些家庭护理小妙招？

儿童是呼吸道感染的高发人群，症状多以发热、咳嗽、流涕、鼻塞、打喷嚏为主，有一些方法可以帮助他们缓解不适。一是拍背，适用于孩子咳嗽、咳痰明显的情况，尤其是低龄儿童，很难把痰咳出来，我们大人可以通过拍背的方式帮助孩子排痰。拍背的方法很简单：先让孩子处于侧卧位，同时保证呼吸道通畅，大人掌心弯曲呈空掌的状态，力度适中地帮孩子拍背；拍打方向为从下往上、从外往里。注意饭后不要立即拍背，最好在餐后两个小时拍背，避免孩子不舒服，发生呕吐。二是可以做居家雾化，平喘、缓解呼吸困难、湿化气道，利于痰液的排出。三是如果孩子鼻塞，可以提高室内空气湿度，提升舒适感；用生理盐水洗鼻子；或者准备一个装温水的水杯，利用水蒸气软化鼻腔分泌物。

如果孩子咽痛特别明显，饮食上要注意：一是不要吃温度太高的食物，避免刺激性比较强的食物；二是不要吃太硬的食物，尽量吃软而清淡的食物；三是可以给孩子多喝水，也可以用淡盐水漱口，保证口腔卫生，促进疾病的恢复。

提醒大家，儿童呼吸道感染以病毒感染为主，抗生素对病毒无治疗作用，因此不要自行给孩子吃抗生素，它们无法发挥作用。另外，可以合理使用退热药来缓解发热引起的不适。如果同时吃含有解热镇痛成分的复方感冒药及退热药，在服用前一定要仔细阅读说明书，看看药物之间有没有重叠成分，以免造成药物过量。此外，还要避免联合使用功能类似或者成分重叠的中成药。

8.

提高儿童的安全意识并减少意外伤害事故的发生非常重要，请问儿童常见的意外伤害有哪些，该如何识别潜在的伤害风险，又该如何预防？

儿童常见非故意伤害包括跌倒坠落伤、道路交通伤、钝器及锐器伤、误服药物、烧烫伤、溺水、窒息等。具有一定的年龄和性别特征，学龄前男童是多发人群，与其对事物的好奇心强、注意力容易分散、爱活动、易冲动、精力旺盛等有关；家庭环境也很重要，意外跌倒、中毒、烧烫伤、误食或吸入异物等最常发生在家里。

可以从以下几方面来有效识别潜在风险并预防儿童意外伤害：一是居家安全：教育孩子不玩火，家中可配备烟雾报警器，定期检查家里的易燃物品；重视用电安全，最好使用带安全盖的插座；给低龄儿童洗澡时，不管时间长短看护人都不能离开浴室或分心做其他事。二是物品安全：收纳好刀具、易碎物品，将热锅、高温食物和热水放在儿童触及不到的地方；清洁剂、管道疏通剂、药品等应存放于孩子拿不到的地方，不要用饮料瓶盛装清洁剂等液体。三是饮食安全：注意食品保质期，避免食用过期、变质食物，生熟食物分开处理，生食应煮熟蒸透；3 岁以下孩子不食用完整坚果和果冻。四是玩具安全：根据孩子年龄和兴趣选择玩具，避免过小或边缘锐利的玩具；认真阅读玩具说明书，引导孩子正确使用玩具，避免吞服或吸入小零件；定期检查玩具配件有无损坏或松动。五是户外活动安全：严格遵守交通规则；户外活动时应穿着透气轻便的衣物，及时补充水分；不去无人监管的水域游泳、戏水。六是加强安全教育：教孩子学会识别身边的危险，面对紧急情况时能保持冷静，学会求助并拨打急救电话；成人和适龄儿童可学习一些基本急救技能，如心肺复苏、止血、烧烫伤处理等。

9.

冬季天气寒冷，室内通风不良，一氧化碳中毒的情况时有发生。生活中常见的一氧化碳中毒场景有哪些，中毒后有哪些表现，该如何救助？

在我国，一氧化碳中毒是造成急性化学中毒的主要原因，冬季取暖时门窗紧闭、通风不良，是发生一氧化碳中毒的重要原因。

常见的中毒场景主要有以下几种。一是使用煤炉取暖、做饭，使用炭火锅或燃气热水器时，通风不良可产生大量一氧化碳。二是有些司机，特别是出租车司机，在怠速空转的汽车中休息或睡觉，汽油燃烧不充分，含一氧化碳的废气会通过汽车空调入风口进入车内，引起中毒。三是烟囱堵塞、烟囱倒风、烟囱接头不紧、煤气管道泄漏、煤气阀门未关闭等常可导致室内一氧化碳浓度骤增，造成一氧化碳中毒的悲剧。

一氧化碳中毒有哪些表现呢？早期表现为头痛、头晕、眼花、恶心、心慌、四肢无力等症状；除上述症状外，还可出现面色潮红、口唇呈樱桃红，多汗、心率快、躁动不安、意识模糊；严重者会出现肺水肿、昏迷、大小便失禁、瞳孔对光反射迟钝，甚至死亡。

一氧化碳中毒后开展安全救助非常重要，因一氧化碳的密度比空气略轻，救助者进入和撤离有毒环境现场时，如能匍匐行动会更安全。救助流程及注意事项如下：一是进入室内时严禁携带明火，室内煤气浓度过高，按响门铃、打开室内电灯产生的电火花均可引起爆炸；二是进入室内后，应迅速打开所有门窗通风，切断一氧化碳来源，如迅速关闭煤气管道开关、疏通煤炉烟囱等；三是迅速将中毒者转移到通风良好的地方，在注意保暖的情况下，解开患者的衣领及腰带，保证呼吸顺畅，同时呼叫救护车，随时准备送医抢救治疗。如心跳、呼吸停止，应立即实施胸外按压和人工呼吸。

10.

冬季寒冷的天气对于长时间从事户外工作的人群是个不小的挑战，可以采取哪些措施、做好防护？

冬季天气寒冷，低温对环境卫生、室外设施维护和检修等露天作业人员的健康影响比较大。虽然人体本身具有较强的体温调节能力，可应对较大范围的冷热环境条件，但如体温调节功能受损或长时间暴露于低温环境中，仍可引起冻伤、急慢性血压增高、心绞痛或雷诺病等。常见的冷暴露类型包括冷空气暴露、冷水浸润和冷物体接触，以及接触低温金属设备表面造成冻伤。

防控措施主要有以下几个方面。一是场所管理：低温作业场所附近设置采暖休息室，配备采暖设备。劳动者出现寒颤、轻微冻伤、过度疲劳、嗜睡、易怒或兴奋等症状时应立即返回采暖休息室。进入采暖休息室后应脱去外层衣物，松开其余衣物，使汗液蒸发，或在必要时更换干燥工作服。工作地点应提供甜热饮品，方便工作人员摄入能量和补充液体。二是工具装备设计：裸露的皮肤接触寒冷物体表面，特别是金属，会导致接触的皮肤区域迅速冷却。建议在0℃以下低温作业时，工具金属手柄和控制杆覆盖隔热材料；对工具装备进行预热；冷物体表面有可能被裸露皮肤意外接触时，应设置警告标识。三是工作组织：合理安排作业时间，可有效降低低温对劳动者的健康损害。四是个体防护：应根据环境条件和体力劳动强度，配备与寒冷水平和身体活动相适应的防寒服。防寒服应绝热、干燥，确保劳动者能维持核心体温在36℃以上。当气温低于 -17℃时应佩戴连指保护手套。五是健康管理：在低于 -12℃的场所工作时，应监护劳动者在低温作业条件下的身体状况。六是教育培训：加强对从事低温作业劳动者的教育培训，内容应包括低温相关防护知识、冻伤症状识别、正确着装习惯、安全工作规范、寒冷环境体能要求、适宜的饮食习惯、适宜的复温程序和适当的急救处理程序等。

【国家卫生健康委例行健康提示】

健康谣言花样繁多，掌握识别谣言的技巧非常重要。给大家分享一个识别技巧——“拒绝简单化归因”。有些谣言喜欢以偏概全、夸大其词，缺乏科学依据，例如片面声称用某个偏方、某种食物或某种保健品就能防癌抗癌等。

国家卫生健康委提醒您，此类信息通常是谣言。大家可以通过国家卫生健康委“健康中国”政务新媒体等渠道获取权威健康知识。发现谣言可登录我委官方网站的“辟谣平台”举报或检索。

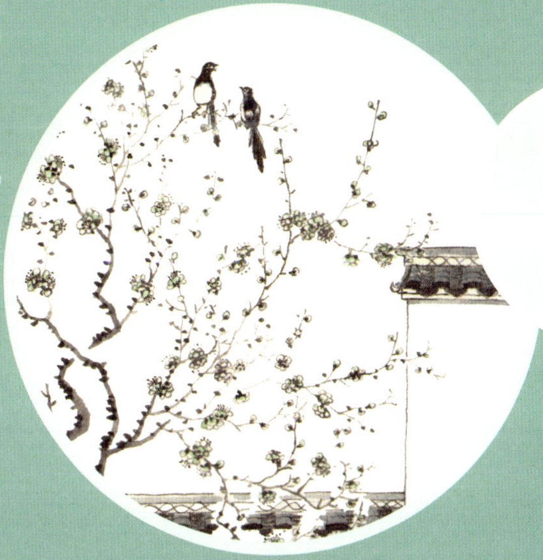

大寒

俗话说“小寒大寒又一年”。大寒是一年的最后一个节气，天气寒冷，昼夜温差大，要注意防寒保暖。流感等呼吸道传染病也处于季节性流行期，请始终做好个人防护，坚持勤洗手、常通风、科学佩戴口罩等良好卫生习惯。让健康陪伴你我他！

1.

大寒时节天气寒冷，中医有“冬季温补脾肾正当时”的说法，普通群众自己在家有哪些调护方法？有没有药食同源的食材推荐？

中医认为肾为先天之本，脾为后天之本。大寒时节为一年中最冷的节气之一，寒邪易伤阳气，冬季又与肾相应，此时温补脾肾，可以帮助我们更好地抵御严寒，顾护正气。日常生活中，我们要顺应“冬藏”的特性，适当早睡晚起，注意保暖，避免过度运动、操劳而耗伤阳气；饮食上以温补食材为主，少吃生冷食品；可以在阳光充足时进行户外运动，或是在室内打太极拳、易筋经或八段锦等传统功法，疏通经络，调养气血；也可以自行按摩、热敷、拍打足三里和大椎等保健穴位，起到鼓舞阳气、增强体质的作用。

向大家推荐几类药食同源的食材：一个是山药，可以做山药粥、山药炒木耳等，或与温热滋补的羊肉一同炖汤，更能起到温补脾肾的作用；另一个是黑色食物，如黑豆、黑芝麻等，搭配核桃仁、芡实、花生等食材，煮粥或者制作豆浆，能够起到益肾填精、健脾开胃的作用。另外，对于脾肾偏虚寒的人群，可以在做菜时适当加用桂皮、小茴香、花椒，这些都是家中较为常见的调味料，也能在一定程度上起到温中散寒、补益脾肾的功效。

2.

寒冷的冬季对于类风湿性关节炎患者是个不小的挑战，大家在日常饮食起居方面需要特别注意哪些事项，中医对防治此类疾病有哪些方法？

类风湿关节炎是风湿免疫病的一种，患者对于气候、环境变化较敏感，降温、刮风、下雨时，患者经常会出现关节疼痛或疼痛加重。所以在日常饮食起居中，大家第一要注意防寒保暖，尤其是做好受累关节的保护工作，如降温的时候戴好手套、护膝，做家务的时候用温水，尽量远离寒冷潮湿的环境；第二是关注天气，做好防护，预防感冒；第三是保护脾胃，少食生冷油腻，不要过于偏好某一种口味；最后是适度锻炼，以舒缓轻柔活动关节为主，避免做重体力活，减轻关节负担。

向大家推荐两个简易的中医疗法：一个是艾灸，如果遇到阴冷天气，关节受寒冷痛，可以对疼痛关节进行 15 分钟左右悬灸；另一个是练习易筋经，这是中医的传统功法，动作舒缓，对关节负担不大，简单易学，适合类风湿关节炎患者日常开展，可以起到舒展筋骨、疏通经络、调节气血和脏腑功能的作用。

如果出现关节肿、痛、僵明显加重现象，要及时就医。

3.

体检发现血尿酸升高是否就意味着得了痛风，痛风患者平时如何正确饮食，如何进行自我管理？

体检后发现血尿酸升高，如果不伴有关节红肿疼痛，那可能是近期高嘌呤饮食、饮酒等情况导致的一过性血尿酸升高，或者仅处于高尿酸血症阶段。高尿酸血症是痛风发作的基础，当血尿酸在关节局部形成尿酸钠晶体并沉积，诱发局部炎症反应和组织破坏，也就是我们说的关节红肿疼痛，这样才能诊断为痛风。

在饮食方面，提倡痛风患者低盐、低脂、低嘌呤饮食，限制动物内脏、甲壳类海鲜、浓肉汤肉汁、红肉的摄入，限制酒精和高果糖饮料的摄入，减少油炸、煎制、卤制等烹饪方式。建议每天饮水 2 000~3 000 毫升，要注意营养均衡，鼓励食用绿色蔬菜和低脂乳制品。对痛风患者来说，除了管住嘴，迈开腿也很重要，日常生活中，要坚持规律运动，肥胖或超重患者要减重，做好体重管理。

此外，高尿酸血症和痛风是一种慢性、全身性疾病，已被证实是糖尿病、代谢综合征、慢性肾脏病和心脑血管疾病等多种疾病的危险因素，痛风患者需要接受规律的降尿酸治疗，密切监测血糖、血脂、血压等指标，定期筛查相关并发症。

4.

痛风发作就吃药，不发作就不需要吃药，这样对吗？还有哪些与痛风治疗相关的常见误区？

部分痛风患者对疾病治疗存在一定误区。比较常见的有以下几种。

一是认为“不发作就不需要吃药”。有的痛风患者在急性发作时关节疼痛剧烈，往往会引起重视，但在急性期缓解后，部分患者就不再坚持治疗，或者不规律检测血尿酸，这是错误的。在痛风发作的间歇期或者慢性关节炎期，仍需要坚持用药将尿酸控制达标。要讲究“双达标”，一是关节的症状达标，就是不痛；二是指标达标，就是血尿酸数值也是要达标的，这样才能减少反复发作的次数。如果血尿酸不能处于达标的状态，这时候关节疼痛就会反复发作，对全身多系统造成的危害。

二是有些患者过分担心药物的副作用，拒绝用药，认为仅靠饮食忌口也可以控制尿酸。单纯靠饮食控制，尿酸可下降 80μmol/L 左右，现实中很多患者光通过饮食控制，尿酸很难达标，建议还是要用药物治疗。另外，如果尿酸水平一直过高，同样会对关节、肾脏、心脑血管等多器官造成危害。所以这时候我们需要在医生的指导下合理用药，最大限度地减少副作用，让身体获益。

三是有的患者在急性期会直接服用降尿酸药物，这也是错误的。正确的做法是，痛风急性发作期以抗炎镇痛治疗为主，可以在急性发作消退 2~4 周后启动降尿酸治疗。但对已服用降尿酸药物的患者，急性发作期不建议停药，避免尿酸波动。

痛风是一种慢性代谢性疾病，其管理是一个连续的过程，需要长期的疾病监测与管理，患者要定期随诊，在专科医生的帮助下实施个体化的治疗方案。

5.

如何判断自己是得了流感还是普通感冒？得了流感后一定要去医院吗，是否可以居家治疗？如果选择居家康复，有哪些注意事项？

可以通过以下几个方面初步分析是流感还是普通感冒。一是流行病史：在流感流行季节出现流感样症状（发热、咳嗽、咽痛、头痛、肌肉酸痛等）近期密切接触过流感样病例的人群，考虑流感可能性大。普通感冒一般没有明确的传染源。二是症状表现：流感通常起病急，体温一般超过 38.5℃，除了咽痛和咳嗽以外，全身症状明显，包括头痛、肌肉酸痛、关节痛、乏力等，部分可出现肺炎等并发症。而普通感冒多为低热或中度发热，主要表现鼻塞、流涕、打喷嚏等症状，全身症状较轻，很少有肺炎等并发症。

得了流感并不是都需要去医院，症状较轻、没有高危因素者可以居家休息、观察治疗，使用解热镇痛、祛痰止咳药物等可缓解症状，一般 7 天左右可以康复。

观察期间如果体温持续在 39.0℃以上，服用退热药后效果不佳，或者发病超过 3 天没有缓解，需及时就医。出现咳嗽剧烈、呼吸困难或急促、胸闷、憋气、剧烈头痛、频繁呕吐、意识模糊等严重情况也要及时去医院。

充分休息有利于康复，不建议带病上班上学、探亲访友、参加聚会，也不建议接待亲友探访，避免传染他人。居家休息同样要避免传染给家人，最好能单独居住一个房间，如果没有条件，也要尽量与家人保持一定距离，多开窗通风等。咳嗽、打喷嚏时用纸巾或肘部遮住口鼻，使用过的纸巾应立即扔进有盖的垃圾桶，并及时洗手。

建议罹患流感的老年人、孕妇、儿童、中重度肥胖和免疫力低下人群，在医生指导下尽早接受抗病毒治疗。居家休息需要合理用药，避免滥用抗生素，因为抗生素对病毒无效。

6.

治疗流感的药物玛巴洛沙韦是否可以用作预防使用？如果要使用，有哪些需要特别注意的事项？

我国批准玛巴洛沙韦用于治疗流感，尚未批准该药用于流感暴露后的预防。使用玛巴洛沙韦需要注意以下几点：一是抗病毒药物最好在发病 48 小时内使用，可以发挥比较好的作用。二是目前我国只批准该药用于 5 岁及以上人群，5 岁以下儿童可以选择奥司他韦或帕拉米韦，玛巴洛沙韦在孕妇和哺乳期妇女当中的使用数据比较少，孕妇和哺乳期女性建议使用奥司他韦。三是玛巴洛沙韦与其他药物可能存在相互作用，在使用该药物之前，患者应该告知医生正在使用的其他药物，包括非处方药、保健品等，以避免药物相互作用。四是如果在药物使用过程中出现皮疹、瘙痒、呼吸困难等过敏症状，或者出现其他严重不适，应立即停药并就医。最后，特别提醒一点，治疗流感，大家不要过于迷信某一两种“明星药”，科学使用对症治疗的药物、充分休息等都有助于康复。

7.

接种过流感疫苗后仍然会感染流感吗？接种疫苗和没接种过的患者相比，症状有什么不同？如果已经感染并痊愈了，还会再次感染吗，是否有必要接种疫苗？

临床上确实可以遇到接种过疫苗仍感染流感病毒的患者。但与未接种疫苗的人相比，接种疫苗者感染流感病毒的风险明显降低，感染后流感症状也相对较轻，例如没有高热，只有低热或者不发热，咳嗽持续时间短，而且发生重症流感的风险更低，可以更快康复。

已经感染过流感病毒的人，对当次感染的流感病毒亚型有一定免疫力，短期内再次感染同一种病毒亚型可能性非常低，但是对其他流感毒株亚型没有保护力。例如 2024—2025 年流行季我国流行的流感毒株以甲型流感 H1N1 亚型为主，感染后可以获得对甲型 H1N1 毒株的抗体，但是流感疫苗通常是三价或者四价疫苗，如果感染过 H1N1 亚型后再接种疫苗，仍然可以获得对甲型流感 H3N2 毒株和乙型流感毒株的保护力。所以即使感染过一次流感，再接种疫苗还能获得对其他毒株的保护。

8.

随着寒假的到来，走亲访友、聚餐聚会多了起来。怎样吃得更健康？

吃得健康，要遵循一定的原则。避免暴饮暴食，注意细嚼慢咽，但也要保证摄入的能量和营养成分充足，以满足机体需求，维持身体的健康。注意增豆、减油、少糖，保证食物种类多样性：一是主食必不可少，但要控制进食量，避免因主食摄入过多导致能量超标。尽可能做到粗细搭配，可以在白米饭中加入一些糙米、燕麦，也可以将传统的精米白面换成部分粗粮，这样既能增加膳食纤维的摄入，又能提升饱腹感。二是多吃蔬菜，适量吃应季低糖水果。蔬菜富含维生素、矿物质和膳食纤维，应该在每餐中占较大的比例，同时要尽量保证蔬菜的多样性，包括绿叶蔬菜（如菠菜、生菜）、十字花科蔬菜（如西蓝花、菜花）和根茎类蔬菜（如胡萝卜、山药）等。应季低糖水果有苹果、橙子、柚子等。可以把水果作为两餐之间的加餐，这样既能补充营养，又能满足口腹之欲，同时避免了餐后血糖的急剧上升。三是多吃豆类及豆制品，这类食物富含植物蛋白，营养丰富，是良好的蛋白质补充。四是肉类选择低脂肪的优质蛋白质来源，鸡肉、鱼肉、虾肉等白肉类更佳。烹饪尽量采用清蒸、水煮、炖等方式，减少油炸和红烧等高油、高糖的烹饪方式。五是坚果类零食含有较高的不饱和脂肪酸，营养丰富，但能量较高，要注意控制食用量。六是避免摄入较多的含糖饮料，代之以白开水、淡茶水或者无糖的酸奶更为健康。

9.

老年人患流感与年轻人有哪些不同？平时该如何做好防护？得了流感后又该如何正确应对？

老年人身体抵抗力相对年轻人较差，患流感后可能症状更加严重，如发热会持续更久，更容易出现肺炎、呼吸衰竭等并发症。老年人患病后，会造成身体机能的明显下降，疾病恢复比年轻人慢一些。

老年人是接种流感疫苗的重点推荐人群，建议在流感季之前1~2个月接种流感疫苗。同时，平时的防护也非常重要。流感是呼吸道传染病，谨记出门戴好口罩、勤洗手，不要用脏手接触自己的口、眼、鼻等部位。尽量少去像商场、集市这种人多拥挤、空气不流通的地方。要注意保暖，根据天气变化增减衣服。家里要经常通风换气，保持空气的新鲜。

要是老年人得了流感，也不要慌张。如果症状比较轻微，如只有咽痛、咳嗽、流鼻涕这些症状，可以先在家中休息，适当多喝水，吃一些清淡的食物，保持大便的通畅，用一些缓解症状的药物。一旦出现高热不退、大量黄脓痰、呼吸困难、精神不振这些较为严重的症状，那么一定要尽快到医院就诊，以免延误病情。在照顾患流感的老年人时，家人也要注意避免交叉感染，除勤洗手外，在和老年人接触时尽量戴好口罩。

10.

冬季寒冷，有的老年人认为静脉输注一些活血化瘀类药物可以预防脑梗死，这个观点正确吗？平时该如何预防脑梗死？

静脉输注活血化瘀药物预防脑梗死的观念是错误的。从医学角度讲，目前没有足够的证据支持输注活血化瘀药物能够预防脑梗死发生。对于大部分健康老年人来说，预防性输液反而可能带来一些风险，如输液反应、过敏反应等。

平时预防脑梗死有以下方法：一是保持良好的生活方式，清淡饮食，戒烟限酒，减少盐、油、糖的摄入，少吃腌制食品、油炸食物。多吃蔬菜、水果，保证膳食纤维的摄入，有利于控制血脂、血压；二是适度运动，每周保持不低于150分钟的中等强度运动，如快步走、游泳、骑行等，可以促进全身血液循环，增强身体机能；三是做好基础疾病的控制，如高血压、糖尿病、高脂血症患者要把血压、血糖、血脂控制达标。最后，冬季室内外温差大，老年人出门要注意保暖，头部、颈部等部位尤其要注意，避免血管因为寒冷而急剧收缩引发脑梗死。

11.

很多老年人都被睡眠问题困扰，有的入睡困难、有的睡后易醒，需要服用安眠药。有哪些安全便捷的方法可以帮助老年人改善睡眠？

改善老年人睡眠有以下方法。

首先是养成良好的睡眠习惯。一是规律作息时间。保持固定的睡觉和起床时间，即使是在节假日也尽量不要打乱。例如，每天晚上 10 点左右上床睡觉，早上 6 点左右起床，帮助身体建立良好的生物钟。二是睡前避免刺激。睡前 1~2 小时避免使用电子设备。同时，也要避免饮用咖啡、浓茶等含有咖啡因的饮品。三是创造舒适的睡眠环境。保持卧室安静、黑暗，温湿度适宜。可以使用遮光窗帘来阻挡光线，戴耳塞来减少噪声。选择合适的床垫和枕头，保证睡眠时身体的舒适。

其次是白天进行适量的运动，如步行、打太极拳等。适度运动可以增加肌肉疲劳感，促进血液循环，有助于夜间睡眠。但要注意避免在临睡前进行剧烈运动，因为这可能会使身体兴奋，反而难以入睡。

最后是身心放松：一是深呼吸。躺在床上后，进行深呼吸。慢慢地吸气，让腹部膨胀，然后慢慢地呼气，腹部收缩。每次呼吸持续 5~10 秒，重复做 10~15 次，可以帮助放松身体和大脑。二是进行简单的冥想，闭上眼睛，专注于自己的呼吸或者一个安静的意象，排除杂念，每次冥想 10~15 分钟，可以减轻焦虑情绪，促进睡眠。

12.

接种疫苗是预防流感、肺炎等呼吸道传染病的有效手段，什么时间接种疫苗合适？没有接种疫苗的人得了流感或肺炎后是否还可以接种？

首先，预防流感最有效、最经济的方式就是接种流感疫苗，接种流感疫苗可以显著降低发病和发生严重并发症的风险。我们一般建议大家在流感流行季来临之前接种流感疫苗，但是对我们每个人而言，只要还没有感染都可以接种流感疫苗。流感疫苗可以预防流感、减少感染、减轻症状、缩短病程、显著降低发展为重症和死亡的风险。跟其他很多种疫苗一样，接种流感疫苗后并不是一定不得流感了。另外，流感疫苗是针对流感病毒的，不能抵抗其他急性呼吸道病原感染。此外，接种疫苗后也通常需要一定的时间来产生具有足够保护水平的抗体，所以说即便是接种了流感疫苗，也仍然需要注意采取防护的措施。

感染流感、肺炎或者其他急性呼吸道传染病恢复后，还可以接种流感疫苗。建议每年在流感流行季之前接种，早接种早受益；对于之前没来得及打疫苗的人群，整个流行季均可接种。

13.

流感病毒是不是只在冬天传播？等天气转暖，是不是就不会再有流感了？

流感的传播与多种因素有关，包括温度、湿度、人群聚集情况以及个体免疫力等。冬季是流感的高发季节，但流感病毒并不是只在冬天传播，流感流行季过后，流感病毒的传播会减少，但不会消失，会转为低水平流行。

在我国南方省份，在大多数年份，还会出现夏季流感高发季，一般出现在6—7月。随着地理位置不同，流感的周期可以是1年、半年或者几个月，而在热带地区，流感可以全年流行。所以并不是只有温度低的时候才有流感病毒流行。

春节前后，大家出行比较多，也可能去其他国家和地区旅游，各地气候环境等因素不同，也要注意防范流感等呼吸道传染病感染。

【国家卫生健康委例行健康提示】

健康谣言花样繁多，掌握识别谣言的技巧非常重要。给大家分享一个识别技巧——“拒绝以科普名义带货”。一些自媒体账号在所谓的“健康讲座”“知识分享”等过程中掺杂商品介绍和推销，或者引导公众添加私信、加入群聊咨询、植入购买链接等，本质上是假科普、真带货。

国家卫生健康委提醒您，具有以上特征的信息不要轻信。大家可以通过国家卫生健康委“健康中国”政务新媒体等渠道获取权威健康知识。发现谣言可以登录国家卫生健康委官方网站的“辟谣平台”举报或者检索。

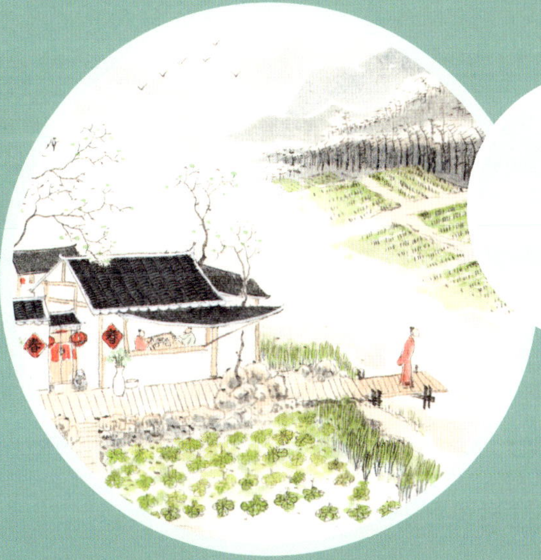

立春

“律回岁晚冰霜少，春到人间草木知。”立春，是春季的开始，也是从“秋冬养阴”过渡到“春夏养阳”的转折点，要注意保护阳气，以养肝为主。春季气温逐渐上升，但大家仍要注意保暖；同时要适当增加户外活动，多晒太阳。

1.

立春标志着春天的开始，中医认为此时应以养肝为主。有哪些方便群众自己在家运用的养护肝脏方法？

春天养肝护肝的关键在于顺应春阳升发的特点。首先是作息的调整：从冬季早睡晚起逐步过渡到春季早睡早起。晚上早睡可以保证肝胆经的气血充足，对肝的代谢和修复十分重要；早起可以舒展身体的阳气。其次是饮食结构的调整，应从顺应冬季闭藏的滋补饮食逐步过渡到顺应春季升发的清淡饮食。饮食种类要丰富、清淡，以适应春天新陈代谢加快的生理需求，同时宜食用一些促升发、助阳气的食物，比如葱姜蒜、韭菜和香菜。再次是适当增加户外运动，如练习八段锦，通过舒活筋骨起到养护肝脏的作用。最后是情绪调节，情绪急躁会导致肝火上炎，情绪低落会导致肝气郁结，要保持心情愉悦。

另外，春寒料峭，乍暖还寒，阳气虽然开始升发，但还不够强，所以做好“春捂”很重要，不要过早减少衣物。

2.

立春后，中医有哪些实用的方法帮助我们睡得更好，特别是对于有睡眠障碍的人群？

立春后，起居作息要顺应自然规律，做相应的调整。要勤开窗通风，感受温暖的春风、呼吸新鲜空气；增加户外活动，舒活筋骨，早睡早起等。

关于失眠，要有正确认识。一是随着年龄的增长，人对睡眠的需求逐渐减少，这是生理规律，要正确认识和适应。二是睡眠的总时长是相对固定的，一些老年朋友因为晚上睡得不好，就会在白天补觉，结果又影响到晚上的睡眠。三是清除睡眠期待性焦虑，导致失眠最常见的原因是害怕失眠而产生的压力和焦虑，希望能睡个好觉，但内心深处却担心睡不着，就不断逼迫自己快点睡、快点睡……这种“较劲”激活了大脑的交感神经，形成恶性循环。

想要拥有好睡眠，有以下几点提示。一是按时睡眠，养成自身的生物钟。二是尽量不午睡或者少午睡，把睡眠时间留到晚上。三是睡前远离手机等电子产品。四是晚餐不宜过饱，胃不和则卧不安。五是正念呼吸，平躺，双臂放松，合上双眼，把注意力集中在腹部的起伏：吸气，慢慢鼓起腹部；呼气，慢慢放松腹部。不要有其他念想，自始至终都只关注腹部的一起一伏，很快就会放松入眠。六是按压神门穴：位于腕部，腕掌侧横纹尺侧端，尺侧腕屈肌腱的桡侧凹陷处。神门穴是我们手少阴心经的穴位，经常在睡前按压，可以起到宁心安神、助眠的作用。

3.

有的人认为上了岁数、血压高一点没关系，是否正确？还有的人认为自己虽然有高血压，但服药后一直很稳定，就自行减药甚至停药，可以这样做吗？

这些认识都是错误的。高血压的定义是不分年龄的，血压应控制在 140/90mmHg 以内。

降压药应每天服用，偶尔有一次漏服问题不大；自行减药或停药，导致血液里的有效血药浓度不够，血压就会反弹。所以，这里特别提醒大家千万不要随便停药，也不要通过血压数值决定是否吃药：有的朋友会先测血压，一看血压不错，今天就不吃了，等到高了再吃，这是错误的。降压方案就是天天吃药，以保持每天血压平稳，防止明显波动起伏。

4.

有的人体检发现自己的血脂偏高，血脂高了就是患了高脂血症吗？是否一定要吃降脂药？平时该如何管理血脂？

第一，血脂高了不一定是高脂血症。临床上血脂检测的常规项目为总胆固醇、甘油三酯、低密度脂蛋白和高密度脂蛋白等。高密度脂蛋白能将血管壁的胆固醇转运回肝脏代谢，保护血管，俗称

“好胆固醇”。如果高密度脂蛋白高，总胆固醇也高，这种情况不属于高脂血症。

第二，不能单纯看血脂的高低，尤其是不能根据血脂检验报告的箭头来决定是否需要吃降脂药。我们现在很少用高脂血症这个名称，而是用血脂代谢异常。高密度脂蛋白低也属于血脂异常的一种。心脑血管疾病高危人群，特别是有高血压、吸烟、超重、冠心病、糖尿病、肾病等危险因素，或者有心肌梗死、脑梗死病史的人，即使血脂不高于正常范围，也需要进一步降血脂。

第三，饮食调整是控制血脂的基础，药物治疗是控制血脂的重要手段。通常在生活方式干预（包括饮食控制、运动）效果不佳，或患者属于心血管高危 / 极高危人群时，需要在医生指导下启动药物治疗。有的患者饮食不合理，不仅血脂没有得到有效地降低，还导致营养不良。要特别注意的是：干果类油脂含量高，确实会影响血脂，如花生、瓜子、核桃等；油炸的食物也要控制。要保证一定的瘦肉、牛奶、鸡蛋等优质蛋白摄入量，维持机体基本需求。

5.

流感居家康复有哪些注意事项？有人认为出现咽痛、咳嗽、咳痰等症状意味着有炎症，就得服用抗生素，这种说法正确吗？

居家康复要注意以下几个方面。一是警惕继发感染。流感是病毒感染，如果我们症状好转后，再次出现发热、痰量增多、痰色变化，就要警惕继发细菌感染的出现。如果患者同时出现了呼吸困难、血氧饱和度下降，要及时就医。二是注意合理用药。抗病毒药物需要尽量在发病 48 小时内使用。肝肾功能不全的患者要在医生指导下用药，根据肝肾功能状态合理调整用药方案。三是如果居家使用药物过程中出现呼吸困难或其他严重不适，应立即就医。最后，提醒大家，不必迷信某一两种流感“明星药”，科学使用对症治疗的药物，保证充足的营养和休息等都有助于身体康复。

至于“出现咽痛、咳嗽咳痰等症状意味着有炎症，就得服用抗生素”，这种说法不完全正确。这些症状可能和细菌感染有关，也可能是病毒感染引起的，但抗生素对病毒感染是无效的。有一点提醒大家注意，老年人、有基础疾病等脆弱人群在病毒感染后，可能会继发细菌感染，需要在医生指导下合理使用抗生素。

6.

网络上流行不少预防流感等呼吸道传染病的“土方”，如洋葱能吸附病菌病毒、熏醋能杀菌等，这些方法有科学依据吗，是否真的有效？

没有科学依据证实这些方法能够预防流感的传播。

关于“洋葱吸附病菌病毒”：洋葱含有一些天然抗氧化成分和挥发性物质，但并没有证据表明它们能吸附空气中的病毒或细菌，病毒传播主要是通过飞沫传播或直接接触传播，在室内放洋葱并不会改变这些传播途径。

关于“熏醋杀菌”：醋确实具有一定的抗菌作用，但它无法有效地消除空气中的病毒，特别是像流感病毒这种通过飞沫传播、接触传播、气溶胶传播的病原体。熏醋对空气中的病菌或病毒的作用非常有限，但可能会对呼吸系统产生不良刺激。

7.

低气温对哮喘患者来说是个不小的挑战。在寒冷季节，哮喘患者该如何做好自我管理？有人说哮喘患者不能运动、不能养宠物，说法正确吗？

哮喘患者的自我管理非常重要，是提高其生活质量、减少症状发作和急性加重的关键。包括以下方法。一是了解自己的哮喘触发因素和症状特征，学会识别何时症状加重，及时采取措施；定期记录症状变化，如咳嗽、气短、呼吸急促等，如果症状变化，及时调整治疗方案。二是遵循医生的治疗方案，正确用药。三是识别并避免触发因素。尽量减少与过敏原的接触，保持家居环境清洁干燥；避免在空气污染较严重的环境中待太长时间，避免烟雾和强烈气味。四是与医生合作制订一份哮喘急救计划。该计划应包括症状监测、用药调整及紧急就医的指引，确保在症状加重时及时采取应对措施。五是生活方式管理。哮喘患者应该保持适度的运动。保持均衡的饮食，部分哮喘患者对某些食物过敏（如海鲜等），应避免摄入可能引发过敏的食物。控制体重，肥胖会加重哮喘症状。充足睡眠，避免焦虑和压力。六是定期与医生沟通，评估哮喘控制情况，根据需要调整治疗方案。这些评估包括肺功能评估，症状控制的评估。在这里需要提醒大家，哮喘是一个慢性气道疾病，需要长期用药维持治疗，就像高血压、糖尿病一样，不能随便停药。

哮喘患者应避免过度劳累，避免暴露于寒冷、污染严重的空气中。对哮喘患者来说，适当的运动可以保持身心愉悦，但过量运动或者劳累才会诱发哮喘的发作。哮喘患者如果对宠物的皮屑、毛发过敏，可能会加剧哮喘症状，导致病情恶化，这种情况最好避免养宠物。

8.

春节期间亲人朋友聚会、外出旅行都比较多，在一定程度上增加了流感等疾病传播的风险。除了勤洗手、戴口罩、常通风等，还有哪些措施可以帮助大家预防传染病？

春节是团聚的时刻，但亲朋好友聚会和外出旅行也会增加呼吸道传染病传播的风险。除了大家熟悉的勤洗手、戴口罩、常通风外，这里再给大家几条实用建议。

一是保持健康生活方式。保证充足的睡眠，合理饮食，不暴饮暴食，适量运动，提高身体免疫力。二是注意加强聚会场所清洁通风。注意聚会场所空气流通，在人多、密闭的环境中要勤开窗、勤通风。三是不要带病聚会。如果自己或家人出现发热、咳嗽等症状，尽量减少外出和聚会，居家时适当与家人(特别是免疫力低下的老年人和儿童)隔离，必要时及时就医。四是勤换洗衣物。外出归来后，及时换洗衣物，并做好手部清洁。五是外出时随身携带必要物品。如纸巾、消毒湿巾或免洗手消毒液，在公共场所注意手部卫生。六是提前了解就医信息。建议提前了解当地医疗机构的门诊时间，以备不时之需。

保护自己和家人的健康是我们共同的责任。希望大家在享受节日的同时，做好必要的防护措施，过一个平安、健康的春节。

9.

春节假期聚会聚餐、外出游玩较多。有哪些让大家吃得健康、吃得安全的建议?

新春佳节要吃得健康、吃得安全，建议大家做好这五个方面。一是三餐要规律。特别是不要忽略早餐，不能暴饮暴食。外出游玩可以适当准备一些坚果、水果、饼干等，错过饭点可以先吃一些，不要一直饿着。二是荤素要搭配。春节期间菜肴丰盛，往往以鸡、鸭、鱼、肉这些荤菜为主，蔬菜水果相对会比较少。建议大家每天要合理搭配，饮食多样化，尽可能保证摄入足量的蔬菜和水果。三是零食要适量。中国人过年家里都会准备些糖果、巧克力、薯片、锅巴等零食，这些零食能量高，一定要少吃。四是饮酒要节制。特别需要提醒，如果服用了头孢类抗生素，一定不要喝酒。五是食物要卫生。一定要保证砧板和刀具生熟分开,避免交叉污染。有的家庭会订购年夜饭套餐到家食用,收货时要仔细检查,确保外包装上的封签完好无损、套餐中每个菜肴的包装密闭完整。另外,剩菜剩饭要及时冷藏或冷冻,下次食用前一定要彻底加热。

如果吃得过饱、消化不好,可以选择喝些自己喜欢的茶或者吃少量山楂,也可以在饭后半小时进行适量运动,都能起到解油腻或助消化的作用。

10.

现在越来越多的人养成了买东西时查看食品标签的习惯。食品标签一般包含哪些信息?哪些是需要消费者重点关注的?

食品标签就像食品的“身份证”,以文字、图形、符号等形式展示相关信息。有些信息是强制要求的,如食品名称、配料表、净含量和规格、生产日期、保质期、贮存条件、营养成分表等;有些信息是推荐标示的,如食用方法、致敏物质提示等。

普通消费者最关注3个问题:这是什么食品?安全吗?有营养吗?这些都可以通过标签来了解。消费者需要重点关注以下方面。

一是读懂食品名称和配料表,了解产品的本质。这两个信息可以帮助我们辨认食品是用什么生产的,主要原料是什么。通过配料表可以知道食品中含有什么，排在第一位的是含量最多的成分，然后依次递减。

二是看准保质期和贮存条件，保证安全食用。保质期是保持食品品质的期限，最好在标示的日期前食用，但前提是食品要存放在符合条件的环境中。如果贮存不恰当，会缩短食品保质期，即使在保质期前食用，也可能是不安全的。

三是读懂营养成分表，保证营养健康。食品的营养成分表中列出了能量、蛋白质、脂肪、碳水化合物和钠这五种核心成分，以及它们的含量及营养素参考值，可以帮助消费者了解食品的营养特性，选择适合自身需求和健康状况的食物。比如血压高的消费者要关注钠的含量，控制体重的消费者要多关注能量，以便做好健康管理。

11.

春季食源性疾病的发生风险是否较高？家庭中有哪些常见的食品安全风险？应该如何预防？

从监测数据来看，春季食源性疾病的发生风险比夏秋季节要低，但仍不能掉以轻心。家庭中的食源性疾病风险主要来自两个方面，一是原料有问题，二是制备不规范。

在原料方面，最常见的风险是采摘食用不认识的野菜和毒蘑菇。有些野菜含有微量天然毒素，有些有毒植物与蔬菜的外观相似（如毒芹与水芹），误采误食后会引起中毒，甚至家庭自采误食野生毒蘑菇引起死亡。因此，最好的预防措施就是不采摘、不买卖、不食用自己不熟悉、不认识的野菜和野蘑菇，不自制乌头药膳、药酒，也不要购买食用来路不明的药膳、药酒。

在制备方面，以菜豆为例，过于追求颜色好看和清脆口感，菜豆中的有毒物质没有被破坏，食用时就会引起食物中毒。预防菜豆中毒的最好方法就是充分烹调，确保烧熟煮透。此外，家庭制备肉类食品时生熟不分，如在冰箱储存时生熟混放或者改刀时砧板生熟不分，导致即食的熟食被污染。预防这类食源性疾病的措施是注意原辅料的清洁，保持制作过程卫生，避免生熟交叉污染，食用前要彻底加热。此外，还存在加工食品人员感染后，由于个人卫生习惯不良（如操作前和便后未彻底洗手），将病原体（如诺如病毒、甲型肝炎病毒、金黄色葡萄球菌等）污染到食品中的风险。

12.

春节假期很多人会安排滑雪、登山等户外运动，做这些运动时应该如何做好安全防护？如果发生了意外伤害应该如何应对？

滑雪和登山是近年来比较热门的户外运动。要选择正规的区域活动，避免“滑野雪”“爬野山”。在独自行动时要注意保持通信畅通，确保随时可以与家人朋友、工作人员或医务人员联系。

户外运动做好安全防护很重要。一是要确保穿戴合适的装备,如滑雪用的头盔、护目镜、手套、护膝、护肘,登山用的登山鞋、登山杖等。二是学习正确的运动方法,参加户外运动课程或由教练指导,掌握正确的姿势、平衡技巧,减少摔倒和受伤的可能性。三是选择适合的场地,根据自己的能力水平,选择合适难度的滑雪道、适当高度的山峰,循序渐进提升难度,不要超出自己的能力范围、盲目追求刺激。比如,适合滑雪低级道的朋友不要盲目挑战高级道,否则可能因为停不住造成严重损伤。四是出发前提前了解天气和路况,熟悉周围环境、注意观察其他运动者、障碍物和地形变化,避免与他人发生摩擦,刚开始滑要注意速度慢一点,注意避开危险区域和不平整的地面。五是不要在疲劳或患病时参与运动。可以适当进行预防性训练,提高身体的稳定性和灵活性,减少受伤的风险。特别提醒大家,不要在饮酒后进行运动,否则容易造成很严重的损伤。最后注意休息和保暖,带上足够的水和食物,还有急救药品。

遇到意外伤害时,保持冷静是关键。若运动摔伤,可以慢慢适度地动动胳膊、动动腿,检查肢体活动度、是否有变形及异常姿势,警惕骨折,不要强行移动,及时联系医院。同时检查皮肤破损、出血情况,简单包扎止血后立即就医。无骨折出血时,注意关节扭伤,如踝关节肿痛不能动,应立即停止活动,采用冰敷、加压包扎、抬高患侧等方法缓解肿痛。登山迷路时,留在原地等待救援最安全。再次提醒大家,一定不能到通信信号未覆盖的地方进行爬山活动,非常危险。

如果出现突发疾病,如心血管或者呼吸道急症,要拨打急救电话，并让患者平躺，保持呼吸道的通畅。

总之，要冷静地应对意外伤害，采取正确的急救措施，及时就医，确保安全。

13.

寒假里，儿童每天应进行多长时间的体育运动？有哪些运动方式对提高孩子们的学习效率和质量有帮助？

建议儿童青少年每天进行 60 分钟以上中高强度运动。体育运动的选择既要考虑孩子的喜好，也要讲科学，遵循全面性、趣味性、安全性及有效性的原则，帮助孩子全面发展各项能力。

运动能促进多巴胺的分泌，能够在强身健体的同时减少焦虑、抑郁等负面情绪，有效提升睡眠质量。运动的方式有很多，有氧运动如慢跑、骑自行车、跳绳等，这些运动可以锻炼心肺功能，增强孩子的耐力；球类运动如足球、篮球、乒乓球、羽毛球等，可以在提升心肺功能的同时，强化肌肉力量、提高孩子的速度、耐力、敏捷性和专注度，并培养孩子的团队合作能力。要注意劳逸结合，通过运动帮助孩子们提高学习效率和质量。

寒假期间，尽管天气寒冷，也应该鼓励孩子进行一些运动。但要注意选择好场地，并注意保暖和做好科学的热身和拉伸，避免运动损伤。

14.

立春后，天气开始转暖，人们户外活动开始增加，此时有哪些适合老年人的户外运动？运动时有哪些注意事项？

立春之后，气温逐渐上升，比较适合老年人进行户外运动。

散步的运动强度、时间可控，是最适合中老年人的运动之一。可选择在公园或河边等空气清新的地方散步，每次半小时或1小时，速度和强度以自己感觉舒适为宜。另外，也可以打打太极拳或八段锦。这类项目的动作缓慢、柔和，能有效锻炼老年人的身体协调性和平衡能力。对于身体状况良好、有一定运动基础的老年人，可以选择广场舞等中等强度的运动。广场舞作为一种有氧运动，能增强心肺功能，促进血液循环，还能放松身心，缓解日常的紧张和焦虑。

老年人运动的时候要注意这些事项。一是做好热身：运动前一定要进行充分的热身活动，如活动手腕脚腕、转转腰、踢踢腿等，让身体逐渐进入运动状态。二是注意保暖：运动时要根据天气适当增减衣物，避免着凉。可以先穿着长袖，运动出汗后及时擦干，再适当减少衣物。三是运动强度不宜过大：以运动后微微出汗、不感到疲劳为宜。如果运动过程中出现头晕、心慌等不适症状，应立即停止运动，原地休息，并依据情况就医。四是补充水分：运动前后要适当补充水分，但不要在运动过程中大量饮水，可以少量多次饮用，避免给心脏造成负担。

【国家卫生健康委例行健康提示】

健康谣言花样繁多，掌握识别谣言的技巧非常重要。给大家分享一个识别技巧——“信息来源核对”。有一类谣言有这样一个特点：“模糊信源”或“伪造信源”，比如不注明文献和数据的准确来源，也不说具体的机构和专家名字，故意使用模糊的“国外机构研究”或“专家研究”等代指；还有的虚构机构或专家名字。

国家卫生健康委提醒您，信源不清的信息要谨慎对待、不要轻信。大家发现谣言或者遇到无法辨别真伪的信息，可登录我委官方网站的“辟谣平台”举报或检索。

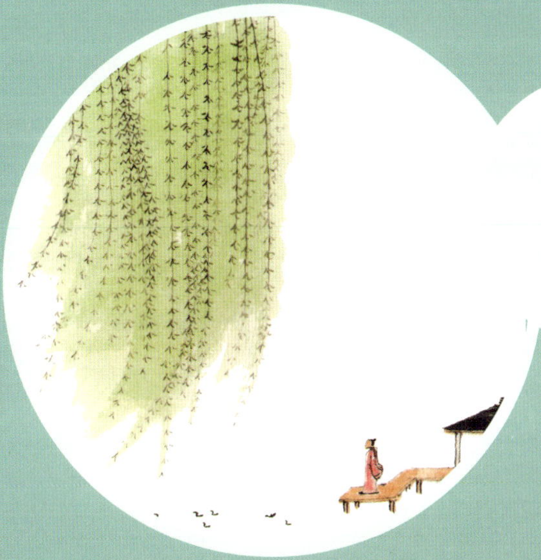

雨水

雨水时节，乍暖还寒，降水逐渐开始增多，要根据气温变化适当添减衣物，春季也是过敏性疾病的高发时期，患有慢性支气管炎、哮喘、皮肤病等的朋友，要提早做好自我保护。

1.

雨水时节降雨开始增多，空气湿度较大，中医认为此时应以健脾祛湿为主，在雨水节气应如何养生？推荐哪些祛湿健脾的食材？是不是所有人都适合祛湿？

雨水节气天气渐暖、降水开始增多，湿气也逐渐加重，容易出现食欲下降、消化不良、腹泻等症状，所以这一时期的养生重在健脾祛湿。

中医认为，多甘少酸健脾阳，是雨水节气饮食的大原则。应少吃山楂、乌梅等酸味食物，多吃大枣、山药等具有甘甜味的食物。但要注意少吃生冷、油腻、高糖等加重湿气的食物。

向大家推荐几款药食同源的食材：一个是薏米，可以跟赤小豆、茯苓搭配煮水饮用。也可做成薏米红豆粥、薏米冬瓜汤等。但需要注意的是，生薏米性微寒，体寒者建议炒制后食用。另一个是山药，可做成山药排骨汤、山药小米粥、白扁豆山药粥。另外可适当吃些辛温的食物，如韭菜、香椿、葱等。

需要注意的是，湿邪分为不同证型，不同人的体质也各有差异。例如，形体偏胖、大便黏滞、小便偏黄的湿热体质的人，需要清热祛湿；而畏寒怕冷、腹胀腹泻、疲乏浮肿寒湿体质的人，需要温中散寒祛湿。并不是所有人都适合祛湿：阴虚体质的人，使用温燥祛湿的药物或食物，会进一步伤阴，导致虚火更旺，出现烦躁、失眠等症状；血虚体质的人也要慎用祛湿，妇女月经量少，面色萎黄，唇甲色淡，盲目祛湿可能会耗伤气血，使血虚加重；有些老年人小孩体质较弱，也不能盲目祛湿，应以健脾为主，扶正祛邪。

2.

春季有些人因为饮食、作息不规律引起胃肠道不适，中医治疗慢性胃炎等消化道疾病有什么好方法？

中医治疗消化道疾病注重辨证论治。

饮食是调节脾胃的关键。一是要规律饮食，定时定量，避免过饥或过饱，最好吃七八分饱，不要吃撑，要细嚼慢咽，不加重胃肠负担。二是避免刺激性食物，如有慢性胃炎或胃溃疡的人群应忌辛辣、油腻、生冷、过烫、腌制食品；消化不良或胃食管反流的人应限制浓茶、咖啡、酒精、碳酸饮料及易产气食物；胃酸过多要减少甜食、酸性食物的摄入，如柑橘、番茄等。三是选择易消化食物，主食以软米饭、面条为主，蔬菜建议煮熟食用。另外针对肠道菌群失调人群，可以喝一些含有益生菌的酸奶，帮助缓解腹胀等消化不良症状。

向大家推荐 3 个简易的中医外治法。第一，饭后顺时针打圈按摩腹部 100 圈左右，可促进肠道蠕动，缓解胃部胀满、疼痛以及便秘等症状。第二，可以按摩中脘、关元等穴位。用拇指或者食指指腹用力按压穴位 1 下，然后以顺时针方向揉按 3 下，一按三揉为 1 次，每穴操作 30~50 次，以感到酸胀或发热为宜，早晚可各进行 1 遍。第三，中药热熨法，将食盐、吴茱萸、麦麸等炒热，装入布袋中，热熨痛处 20 分钟，每天 1~2 次，缓解胃部疼痛。

注意，如果出现了持续剧烈腹痛、呕血黑便、严重腹泻等现象，要及时就医。

3.

有哪些适合春季的情志调节方法，帮助大家保持良好工作状态？

中医学认为情绪波动后容易导致肝脾失和，进而影响脾胃消化功能，容易出现情绪不畅、胸胁胀闷不适、胃部胀满疼痛等症状。

在春季，中医注重情志的调节。第一为在起居作息方面，要保持情绪平和，应保持夜卧早起与天相应。春天来了，白天逐渐延长，黑夜逐渐缩短，阳气渐长，要顺应大自然的气机，适当改变作息。家里和办公室可增加绿植摆放，绿色环境有助于舒缓肝气。第二要增加活动的时间，多接触大自然和阳光，选择温和有氧的运动，如快走、太极拳、八段锦等运动，每天 30 分钟，微微出汗为宜，可促进气血循环排出湿气。第三在饮食方面，春季饮食宜清淡，避免过于油腻和辛辣，多吃青色食物，如菠菜、芹菜、荠菜等，青色入肝助疏泄。取适量的玫瑰花、茉莉花、菊花代茶饮，可以起到调节情志、保持良好心态的作用。

4.

春季消化道疾病高发，腹泻、呕吐等症状比较常见。公众在日常生活中如何预防常见消化道疾病？

春季是消化道疾病的高发期，腹泻、呕吐等症状尤为常见。预防这些症状发生，最主要的是注重日常卫生习惯。首先，洗手是最基本的预防措施。每次外出归来、进食前、大小便及接触动物后，都要用肥皂和流动水认真洗手。尤其是在餐前，手部清洁尤为重要，家长要帮助孩子养成良好的手卫生习惯。其次，食物要彻底烹熟，生食蔬菜瓜果要清洗干净。经常有患者因为生食海鲜，感染了肠道病菌，导致腹泻、呕吐甚至发热，所以要特别注意食物的卫生和烹饪过程。冰箱不是“保险箱”，冰箱储存的食品也可能会滋生细菌，所以从冰箱取出的食物也建议尽可能加热以后再食用。生冷的凉拌菜，建议即做即吃，不要放到冰箱第二天再食用。最后，保持良好的饮食习惯也很重要，避免暴饮暴食，减少刺激和油腻食物的摄入；注意避免交叉感染，如果家里有消化系统疾病的患者，要尽量避免共用餐具、毛巾等物品，及时消毒，这样可以大大减少病原体传播的风险。

5.

现在人们越来越重视胃肠健康。出现什么症状需要做胃肠镜检查？肠息肉一定要切除吗，切除后是否会复发？日常应该如何养护肠胃？

胃肠镜检查并不是每个人都需要做，医生通常会建议特定人群进行胃肠镜检查。第一类是出现了某些消化道症状的人群，如长期腹痛腹胀、吞咽困难、消化不良、食欲不振，持续性便秘或腹泻、黑便或便血，尤其是伴随体重明显下降的情况。第二类是40

岁以上的人群，建议进行胃肠镜筛查，及时发现早期病变如结肠息肉，早发现、早治疗，进而预防肿瘤的发生。第三类是胃肠道肿瘤发生的高危人群，如家族中有胃肠息肉或肿瘤病史，也应定期进行胃肠镜检查。是否进行胃肠镜检查应根据不同情况，由医生决定。结肠镜检查发现肠息肉，一般都需要切除、活体组织检查。切除的方法根据息肉的大小、形态确定。根据切除病灶或活体组织检查的病理结果，决定进一步的处理和结肠镜复查时间。部分息肉如腺瘤性息肉有一定的复发风险，具体原因与个人情况、饮食习惯等多因素有关，因此应定期复查结肠镜。

养护肠胃最重要的就是调整饮食结构、营养均衡、规律饮食，多吃新鲜蔬菜水果，避免过多的刺激、油腻食物，不要暴饮暴食。此外，定期体检和适度运动也有助于肠胃健康。

6.

很多人特别重视消化系统的健康问题。“饭后百步走，能活九十九”“饭后喝茶助消化”“洗肠可以排毒”等说法正确吗?

“饭后百步走，能活九十九”这句话有一定的道理，但需要辩证地看待。适度的运动确实有助于消化，饭后散步有助于促进肠胃蠕动，减少饱胀等不适感，但如果饭后立即剧烈运动，反而可能对肠胃造成负担，导致消化不良。所以，饭后散步的确是个好习惯，但也要注意适量，避免剧烈运动。

“饭后喝茶助消化”，并不完全准确。虽然茶叶中的某些成分可以促进消化、增强胃肠道动力，但其中单宁酸可能影响铁的吸收，长期大量饮用对肠胃不利，尤其是喝浓茶可能会导致胃酸过度分泌，引起肠胃不适。饭后最好是喝一些温水、淡茶，而不是直接喝浓茶。

“洗肠可以排毒”，也并不完全准确。“洗肠”是通俗说法，精准的表述是肠道清洁术，核心是通过特定方式将液体或清洁制剂注入肠道，促进肠道内容物（粪便、残渣等）排出，以达到清洁肠道的目的。它并非日常保健手段，主要用于医疗场景。洗肠对一些特殊人群可能有帮助，但对于健康人来说是不必要的。过度洗肠会破坏肠道的正常菌群，出现消化道症状，不利于健康。

总之，关于消化的许多民间说法并非全对，我们要关注科学知识，掌握有利于肠胃健康的生活方式，适量运动、科学饮食，根据自己的身体情况做出合理的选择。

7.

流感和普通感冒有什么区别？流感合并肺炎的概率高吗？哪些人群需要特别注意？

流感和普通感冒虽然都可以引起发热、流鼻涕、咳嗽等症状，但是这两者还是有明显区别的，对人体的影响也有所不同。

流感是由流感病毒引起的，可以引起高热、全身酸痛等症状，有可能进一步发展为肺炎。普通感冒大多由鼻病毒、普通冠状病毒等引起，更多表现为咽部疼痛、流涕等上呼吸道不适，一般症状比较轻。

健康成人具有一定抵抗力，一般情况下，流感合并肺炎的发生率较低，大家不用特别恐慌。但是一些特殊人群，比如 65 岁以上的老年人、孕妇、婴幼儿、合并基础疾病（如慢性阻塞性肺疾病、冠心病、糖尿病、恶性肿瘤）人群的抵抗力相对低下，容易出现并发症。

另外，还有一些使用免疫抑制药物（如糖皮质激素）的人群，或者是接受器官移植的患者，抵抗力更差一些。这些高危人群患流感后并发肺炎的概率就要高得多，要更密切观察。

出现上呼吸道感染症状后要监测体温，当出现持续高热及咳嗽，尤其出现呼吸急促超过 30 次 / 分钟或家中的便携式脉搏血氧饱和度监测仪显示血氧饱和度低于 93% 时，一定要及时就医，及时做流感相关检测，确定是否合并肺炎。

8.

有些人一到了春天就容易打喷嚏、流鼻涕，有的还有咳嗽、胸闷的症状，这是正常现象吗？有此类症状的患者该注意什么？

这些症状可能是过敏性鼻炎或过敏性哮喘等引起的。在春季引起过敏的主要是松树、杨树等树木花粉。

对于明确有花粉过敏的患者，要提前做好应对措施。一是预防性药物治疗：春季花粉过敏性鼻炎的患者提前使用鼻喷糖皮质激素，可以显著减少症状的发生，降低过敏反应的严重性，在花粉过敏高发期前的2~4周开始使用效果最佳，适合长期或季节性过敏性鼻炎患者使用。对于花粉季节的过敏性哮喘，也推荐在花粉季节开始之前进行预防性的吸入激素治疗。二是避免接触过敏原：关注气象部门提供的花粉浓度监测信息，在花粉浓度较高的日子，尽量减少户外活动，外出时佩戴口罩和护目镜。三是脱敏治疗：对于严重的过敏性鼻炎或哮喘患者，可以考虑进行脱敏治疗，以改善过敏症状。四是坚持健康生活方式：保持良好的生活习惯，增强免疫力；注意保暖，避免受凉，适当进行健身锻炼。五是必要时及时就医：如果症状持续不缓解或加重，建议及时就医，明确病因并遵医嘱进行规范治疗。

9.

有的人睡觉时会打鼾，严重的还影响睡眠质量和正常工作，打鼾的危害有哪些，如何有效预防打鼾？

打鼾是一种常见的睡眠现象。但严重打鼾可能是睡眠呼吸暂停综合征的表现。打鼾对健康的影响不容忽视。一是会导致频繁的呼吸暂停和低通气，造成间歇性缺氧，还会引起夜间频繁觉醒，导致睡眠结构紊乱，影响睡眠质量和全身休息调整。二是长期打鼾和呼吸暂停会增加高血压、冠心病、心律失常和心力衰竭的风险。三是打鼾和呼吸暂停会导致记忆力减退、注意力不集中和日间嗜睡，认知功能下降，就儿童而言，可能会影响身体生长发育。四是打鼾与糖尿病、胰岛素抵抗和高脂血症等代谢性疾病的发生有关。五是可能导致性功能障碍、日间头痛、口干、咽痛和抑郁等其他健康问题。

预防打鼾的措施包括：一是改变睡眠姿势。侧卧睡眠可以减少舌根后坠，减轻气道阻塞。二是控制体重。减重可以显著改善打鼾症状。三是尽量避免饮酒和使用镇静药物。酒精和镇静药物会松弛肌肉，加重气道阻塞。四是保持规律的睡眠时间。确保每晚有足够的睡眠时间，避免过度疲劳。五是改善睡眠环境。保持卧室安静、黑暗和温度适宜，保持空气湿润。六是使用防打鼾设备如鼻扩张器或口腔矫治器，可以帮助改善呼吸。七是就医检查。如果打鼾严重，建议及时就医，进行睡眠监测，明确是否存在呼吸睡眠暂停综合征。

10.

开学季，学校卫生不容忽视，春季校园有哪些常见的传染病，有哪些防控建议？

春季校园常见的传染病包括诺如病毒感染、麻疹、手足口病、水痘、流行性腮腺炎、流行性脑脊髓膜炎等。这些传染病大多通过呼吸道飞沫或者是密切接触传播，广大师生可以通过以下几个方面减少这些传染病传播的风险。

一是尽早接种疫苗。针对疫苗可预防疾病，建议大家及时全程接种疫苗，强化免疫屏障，降低疾病发生的风险。

二是加强环境清洁，保持教室内的卫生。每天上下午给教室通风换气，促进室内空气流通。通风时注意做好保暖。

三是诺如病毒感染的常见症状是呕吐、腹泻等，对于疑似病毒感染学生的呕吐物 / 排泄物及其污染的环境，要及时规范消毒，如使用含氯消毒液覆盖到呕吐物 / 排泄物的表面，消毒至少 30 分钟后清理；相关用品也要用含氯消毒液浸泡至少 30 分钟。同时，在清理受到呕吐物污染的物品时，要佩戴口罩和手套，做好手卫生。

四是加强健康监测，做好因病缺课学生的监测和登记，提倡学校和教职员工不带病上岗或者上课，防止将传染病引入班级或者学校。

五是组织开展学生、教职员工体育活动和健身锻炼，提高抵抗力，降低感染疾病的风险。

需要强调的是，校园传染病的早发现和早处置是非常重要的，这样可以降低疫情的发生风险，控制发生的规模。

11.

春季除了诺如病毒感染外，还有哪些常见传染病？有什么防控建议？

除诺如病毒感染外，麻疹、猩红热、手足口病、水痘、流行性腮腺炎、流行性脑脊髓膜炎、肺结核等都是春季常见的传染病。

上述传染病大多通过呼吸道飞沫或密切接触等方式传播。提高个人防护意识、保持良好的卫生习惯、做好环境的清洁和消毒、加强人员密集场所和密闭空间的通风等日常防护措施可以有效预防感染。

同时，上述疾病大多是疫苗可预防性疾病，如麻疹、流腮、流脑、水痘等，按照免疫程序要求接种相关疫苗是非常重要的预防措施，如果有漏种的疫苗需要及时补种，这样能够有效预防传染病。

另外，这些传染病还有在学校、托幼机构等人员密集场所引起聚集性疫情的可能，疫情的早发现、早处置非常重要。学校组织健身锻炼、每日上下午教室换气通风、环境污染后及时消毒，将有助于降低疫情大范围传播的风险。

【国家卫生健康委例行健康提示】

健康谣言花样繁多，掌握识别谣言的技巧非常重要。给大家分享一个识别技巧——“拒绝极端化表述和伪科学术语”。有的谣言喜欢用“100%有效”“彻底治愈”“所有”“唯一”等夸大或极端化表述，有的谣言爱用“纳米技术”“量子疗法”等看似专业的伪科学术语包装，这样的信息不要轻信。

国家卫生健康委提醒您，大家如果发现谣言或者遇到无法辨别真伪的信息，可登录我委官方网站的“辟谣平台”进行举报或者检索。

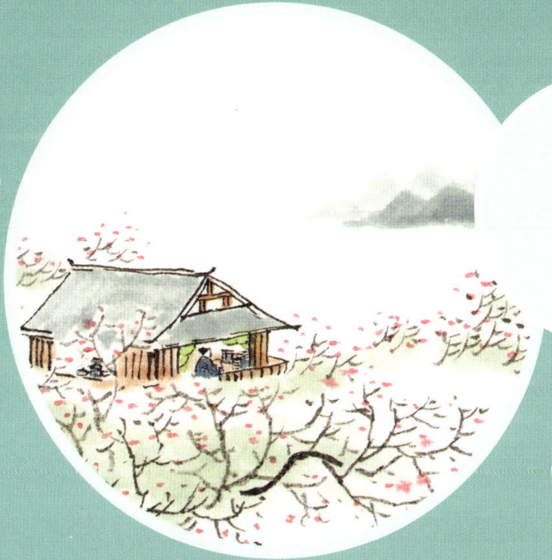

惊蛰

惊蛰节气的物候标识是桃始华、仓庚鸣，桃花开放，黄鹂歌唱，我们眼前的场景开始变得有声有色。而伴随着大地的苏醒，惊蛰也迎来“可耕之候”，进入春耕大忙季节。

但乍暖还寒时节，气温浮动较大，不要急于减衣服，避免风寒湿气的侵袭。在保暖的同时，室内要经常通风，保持室内清爽干燥、空气清新，防止室内细菌的滋生，避免感染疾病。

1.

针对惊蛰的气候特点，有哪些给大众的健康提示？

惊蛰节气突出的天气特征，一是几天之间冷暖无常，二是一天之内昼夜温差巨大，理想是“四季如春”，现实是“春如四季”。所以“二八月，乱穿衣”。

应对惊蛰时节的气候特点，有两条健康提示：第一条是“春捂秋冻”。在春天适当地捂一捂，使机体渐渐地适应回暖。着装与时令有适当的滞后，但所谓“捂”和“冻”，都有一个分寸——“寒无凄凄，暑无涔涔”，春天的捂，以不出汗为前提。第二条是“急脱急着，胜如服药”。采用“洋葱式穿衣法”，根据天气随时机动地增减：热了脱一件，冷了加一件，随时调整。不能只有两层，捂上就是隆冬装，脱了就是盛夏装，中间要有过渡，为机体提供缓冲。

“春捂秋冻”和“急脱急着”看似很矛盾，实际上很和谐。就像战略上藐视敌人、战术上还要重视敌人一样。“春捂秋冻”，说的是应对气候的战略；“急脱急着”，说的是应对天气的战术。

2.

惊蛰原意是指自然界蛰伏的冬眠动物从梦中苏醒。这个节气温度逐渐上升，做哪些运动有保健的功效？

惊蛰时节阳气升发，适合选择舒缓、动静结合的运动，以促进气血流通，激发阳气。推荐以下三种。一是八段锦：动作柔和缓慢，通过拉伸、扭转肢体，配合呼吸，可调节脏腑功能，尤其适合上班族。如“两手托天理三焦”能舒展全身，促进气机升降；“左右开弓似射雕”可增强心肺功能。二是太极拳：以柔克刚，注重意念与动作配合，能调和气血、平心静气，适合各年龄段人群，坚持练习可改善睡眠，缓解春季烦躁情绪。三是散步踏青：选择空气清新的公园或郊外，漫步 30~60 分钟，既能呼吸新鲜空气，又能接触自然，放松身心，有助于疏肝解郁。运动时注意避免大汗淋漓，以微微出汗为宜，防止耗气伤津。

3.

晴暖气候常常伴随着干燥，日常生活中容易出现咽干等上火表现，具体该如何通过饮食进行润燥？

惊蛰气候干燥，加上阳气升发，易引发体内燥热，出现口干舌燥、口腔溃疡、便秘等症状。饮食上可从以下几方面润燥：一是适当多吃一些滋阴、润燥、生津的食物，如梨、百合、银耳、蜂蜜等。冰糖炖雪梨可润肺止咳，银耳莲子羹能滋阴润燥，百合煮粥或炒菜可清心安神、缓解咽干。二是增加水分摄入，除白开水外，可饮用菊花枸杞茶清肝明目，薄荷茶疏散风热，缓解上火症状。三是避免食用辛辣、油炸食物。若已出现上火症状，可用绿豆、马蹄煮水饮用，帮助清热降火。需要注意的是，脾胃虚寒者建议在医生的指导下使用。

4.

惊蛰时节乍暖还寒，容易出现血压不稳定的情况。是否有合适的食疗方、代茶饮帮助我们稳定血压？

惊蛰时节，乍暖还寒，除了气温波动大导致血压波动外，中医还认为，春季属木，与肝脏相通，肝气旺盛，容易导致肝火上炎或肝阳上亢，表现为头晕、头痛、面红耳赤、急躁易怒等症状，这些都是高血压的常见表现。因此，惊蛰时节的食疗和代茶饮应以平肝潜阳、滋阴养血、疏肝理气为主，帮助稳定血压。

菊花、决明子、桑叶泡茶，均具有平肝潜阳的作用；南方朋友爱吃的马兰头拌豆腐、凉拌枸杞头，北方朋友爱吃的凉拌黄瓜、芹菜等，都具有清肝明目的作用。

如果血压波动较大，建议及时就医，结合药物治疗。

5.

爱生气的人更容易患高血压，是这样吗？有哪些情绪调节方法？

情绪的变化和高血压息息相关。高血压是一种心身疾病，心理因素会导致高血压的发生。情绪变化导致高血压有个特点，就是舒张压比较高，可能收缩压只有 130mmHg，舒张压已经到 100mmHg 以上，而且心跳比较快。

愤怒和压力会引起血管收缩、心率加快，从而导致血压升高。从中医角度来看，“怒伤肝”，愤怒情绪会导致肝气郁结或肝阳上亢，进而引发头晕、头痛、血压升高等症状。肝气郁结会影响气血运行，导致气滞血瘀，进一步加重高血压。

中医强调“天人相应”，惊蛰时节，“蛰虫咸动，启户始出。”人们也应该外出活动，亲近大自然，打一段八段锦、太极拳，听听舒缓的音乐，还可以按摩手肘处的曲池穴、手臂上的内关穴，每天按摩5分钟，有助于疏肝理气、缓解情绪波动，进而起到降压作用。

6.

高血压是老年病，年轻人不会得高血压，这种说法对吗？

近年来，年轻人高血压发病率呈现上升趋势，这与年轻人的生活方式、饮食习惯、精神压力等多种因素密切相关。

一是重口味。年轻人爱点外卖，而外卖往往高盐、高糖、高脂。每日盐摄入量超过12克的人群，高血压的发病率比每日盐摄入量低于6克的人群高出约30%~40%。

二是懒得动。动得少就容易胖，而肥胖又是高血压的温床。设想，一个水泵去浇灌120亩地需要的压力大还是浇灌200亩地需要的压力大？同样，作为人体水泵的心脏，它为120斤的人泵血需要的压力大还是200斤的人需要的压力大？

三是熬夜多。睡眠不足也会激活人体的交感神经，加速高血压的发生发展。另外，过度的“卷”、长期的精神压力都会诱发高血压。

所以年轻人要想远离高血压，就要从改变自身的生活习惯开始。这里教大家“五个一点”：吃得淡一点，动得勤一点，减得轻一点，睡得好一点，想得开一点。

7.

有人认为高血压只有出现明显症状时才需要治疗，还有人说一旦开始服用降压药，就需要终身服药。这些说法是否正确？

相当一部分高血压患者没有明显症状，待有症状再降压治疗是不科学的。没有症状的高血压，更是健康的“隐形杀手”。

高血压是否需要治疗，取决于血压水平及未来心血管病风险。血压高于 140/90mmHg，无论有无症状都应立即治疗。血压控制正常，可减少心脑血管事件如心肌梗死、脑梗死、脑出血的发生。

高血压是一种慢性疾病，大部分患者不能自愈，需要长期用药才可将血压维持在理想水平，一旦随意停药，血压会再次升高。终身服药并不是药物依赖，而是维持血压正常的手段。

部分血压轻度升高的患者，如果经过改善生活方式，或继发性高血压患者在纠正病因后，血压降至正常，经医生评估后可以停药。

8.

治疗高血压的药物有很多种类，该如何选择？有些人会对某类降压药有明显的不良反应，是这样吗？

高血压用药目的是稳控血压，降低心、脑、肾与血管并发症的风险。用药讲究三点。一是“长效优先、联合增效、个体定制”。优先选择一天一次、能24小时平稳控压的长效药（如氨氯地平），减少波动更安全。二是如果血压超过160/100mmHg或单药降压效果不佳时，就需要“互补搭配”了，比如血管紧张素Ⅱ受体拮抗剂（沙坦类）搭配钙离子通道阻滞剂（地平类）或利尿剂，不同机制发挥协同作用，降压更有效。三是高血压用药也因人而异，对于老年人或合并心脑肾病的患者，建议可以从小剂量开始逐步调整。多数降压药不良反应较少，偶尔出现不良反应多与用药剂量相关。如血管紧张素转化酶抑制剂（普利类）可能引起干咳，地平类可能导致脚踝水肿，利尿剂则须防治低血钾。并不是每个人都会发生，关键在于我们用药期间要定期监测血压，注意身体反应，根据不同情况及时调整用药，既能控血压又要安全。

9.

有的高血压患者需要服用 2~3 种降压药，这些药可以早晨一起吃吗？在服药时间及顺序上是否有不一样的地方？

如果血压控制稳定，大部分长效药是可以早晨一次服用的，方便又省心。但有些联合用药的患者在早晨一次服用 2~3 种药物，几个小时以后就出现了低血压，也有的患者晚上或第二天早上血压偏高，这种血压的波动会给患者带来很多烦恼。因此，一般建议在医生指导下分 2~3 次服用药物，让药效更平稳。好比我们吃饭一样，如果每天一顿饭，吃得太饱不消化会带来胃肠不适，而到了晚上也会饿。吃降压药也是同样的道理，不要怕麻烦，“少食多餐”可能是更好的选择。

另外需要注意，如果吃的降压药里含有利尿剂，一般建议早上服用，避免夜间频繁排尿，影响睡眠。而如果服用 α 受体阻滞剂（唑嗪类）降压药，一般建议晚上服用，因为这个药物可能带来体位性低血压，会有头晕跌倒的风险。

10.

除了服用降压药控制血压外，如何通过日常生活方式的改变来管理血压？

一是减盐减油减糖。每人每天摄入不超过 5 克的盐、25~30 克的油，减少糖的摄入。可以多食用富含钾的食物，如香蕉、橙子、菠菜等。二是戒烟限酒和远离二手烟。三是合理膳食。摄入充足的新鲜蔬菜水果,少量红肉,食物多样化(如多吃杂粮,少吃精米精面),适当补充优质蛋白(如奶及奶制品、蛋类、大豆类食品等);还要适当多喝些水等。四是充足的睡眠。小学生不少于10小时、中学生不少于9小时,成人不少于7~8小时。五是定期监测血压。患者最好每天测血压,或者至少每周测血压2~3次。另外,还要注意增加体力活动,保持愉快心情,减轻压力。

11.

有的人认为服用三七、丹参、红花等中药能降低血压、预防心脑血管疾病,这是否有相关的科学依据?是不是人人都适合?

心脑血管疾病最严重的并发症是心肌梗死和脑梗死,这些疾病多与血栓形成有关。虽然活血化瘀类中药在治疗心脑血管疾病方面的确有一定疗效,然而,心脑血管疾病的预防并不仅限于预防血栓形成,还须预防动脉粥样硬化等。心脑血管疾病发病机制复杂,受多重因素影响,如糖尿病、高血压、高脂血症等。因此,预防心脑血管疾病需要采取综合措施,而活血化瘀仅是其中的一个方面。单纯依赖活血化瘀类药物,往往难以达到理想的预防效果。

需要特别强调的是,患者切勿自行服用三七、丹参、红花等活血类药物。中医强调辨证施治,因人因时而异,若非血瘀证型的患者擅自服用活血药,可能导致出血等不良反应,甚至加重病情。

12.

吃芹菜、香蕉、醋泡食物，喝柠檬水能治高血压，深海鱼油、纳豆可完全替代降压药，用“高新科技产品”进行“电磁疗法”可以降血压，这些是谣言吗？

芹菜、香蕉、深海鱼油等对高血压患者确实有一定益处，这是因为芹菜、香蕉含钾较高、深海鱼油有助于降脂。虽然它们可以作为健康饮食的组成部分，但对于已确诊高血压的患者，仅靠多吃芹菜或香蕉等不足以显著降低血压。任何单一食物都不能“神奇降压”。高血压患者需要全面的、健康的饮食结构，以及其他生活方式干预，降压药物仍是治疗的基础。“高新科技产品”进行“电磁疗法”可以降血压的说法并没有得到充分的科学证据支持，当前国际国内高血压管理指南并未将其列为推荐的降压治疗手段。建议高血压患者到医疗机构找专业医生诊治，切勿听信所谓“神奇食品”或“高科技疗法”的夸大宣传，以免延误治疗。

13.

有人担心长期服用降压药有副作用，就不愿意吃药或者血压高时吃、不高时就不吃，这些做法正确吗？会有什么危害？

自行停药或吃吃停停会让血压像“过山车”一样，忽高忽低，有一定危险。高血压如果不控制，短期内可能症状不明显，但长期下去就会悄悄损害心、脑、肾等重要器官，引发冠心病、脑出血、肾衰竭等严重的疾病，这些危害比降压药可能产生的副作用要严重得多。虽然长期服用降压药可能会有一些副作用，但是绝大多数人服用降压药是安全的，而且医生在开药的时候，会综合考虑多种因素，选择相对合适的药物种类和剂量，把副作用的风险降到最低。总的来说，与高血压带来的危害相比，降压药的副作用通常是比较轻的，而且可控。

【国家卫生健康委例行健康提示】

健康谣言花样繁多，掌握识别谣言的技巧也很重要。给大家介绍一个识别技巧——警惕“情感操控”。有些谣言会使用大量煽动性、极端化、制造恐慌或仇恨的语言渲染情绪，例如用“紧急”“速转”“救命”“震惊”“为了家人转发”等制造恐慌或者道德绑架，加上滥用感叹号、标红加粗等具有视觉冲击力的手段诱导点击转发。具有以上特征的信息大家不要轻信。

国家卫生健康委提醒您，如果发现健康谣言或者遇到无法辨别真伪的信息，可登录我委官方网站的“辟谣平台”进行举报或者检索。

『时令节气与健康』你问我答 2

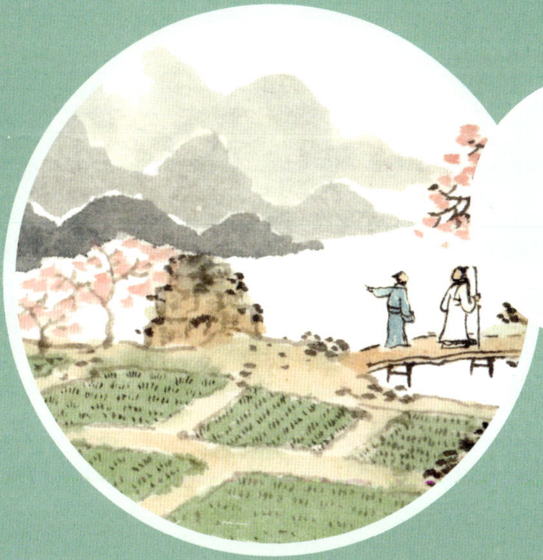

春分

雨霁风光，春分天气。千花百卉争明媚。春分时节，昼夜平分，阴阳平衡，我们的生活作息也要顺应这一特点，注重规律起居，保持充足睡眠；饮食方面注意寒热均衡；适时添减衣物，注意防寒保暖。

1.

春分时节的气候特点是怎样的？有哪些相对共性的健康提示？

春分是春季第四个节气，此时，阳光直射赤道，昼夜等长，杨柳飞絮初现，百花进入盛花期。全国大部分地区开始告别寒冷，暖意渐浓，降雨增多。但最让人头疼的莫过于“倒春寒”了，春寒料峭，乍暖还寒，这个时节冷暖空气依旧活跃，气温进入“过山车”模式，忽高忽低，波动明显，早晚温差较大。

“春分捂好防春寒，疾病不把你纠缠”。春分时节气温忽高忽低，所以提醒大家要多关注天气预报，根据气温的变化，灵活增减衣物，降低疾病风险。随着春暖花开，花粉增多，易过敏人群要做好防护，出门记得戴口罩。北方地区风大干燥，皮肤水分流失快，可能会变得粗糙，要注意多补充水分。

2.

春季民间有“春捂秋冻”的说法，春分时节应着重捂哪些部位，又有哪些注意事项？

“春捂”应着重捂背、腹、足，但需“上薄下厚”。“春捂”程度应以不出汗为宜。出汗时，人体毛孔打开，外邪容易入侵，增加患病风险。“春捂”的具体时间需要根据气温变化调整，我国幅员辽阔，地域气候变化较大，北方地区春分后仍要注意防范“倒春寒”现象的发生，特别是昼夜温差大的地区更要做好保暖。

“春捂”需要注意以下方面。一要循序渐进减少衣物，不要急着脱掉厚衣服，尤其是老年人、儿童和体质较弱的人群。推荐大家采用“洋葱式穿衣法”，即多穿几层薄衣服，根据天气变化随时增减衣服。二要先减上衣后减下装，长裤最好穿到清明前后。三要防过汗伤津，老年人、儿童宜用棉麻材质透气性好的衣物，要护好关节，慢性呼吸道疾病患者要重点注意大椎穴部位的保暖。

“二月休把棉衣撇，三月还有梨花雪”，科学“春捂”既是防病智慧，更是顺应自然的生存之道。

3.

有些人苦恼自己腰围太大、体重超重或肥胖，有什么瘦腰、减重的方法？

肥胖是体内脂肪堆积过多，危害健康的疾病。判断时要考虑三个指标。

一是体重指数（BMI）。体重（kg）除以身高（m）的平方，正常值是 18.5~24kg/m^2；小于 18.5kg/m^2 就是偏瘦；在 24~28kg/m^2 之间，就是超重；大于 28kg/m^2 就可以判断为肥胖。

二是腰围。男性的腰围在 85~90cm，女性的腰围在 80~85cm，便为肥胖患者的“预备军”。当男性的腰围 ≥90cm，女性的腰围≥85cm，即为腹型肥胖。

三是体脂率。体内的脂肪占总体重的百分比，男性是20%~25%，女性在25%~30%，为超重；男性≥25%、女性≥30%，就是肥胖。腰围、BMI、体脂率三个指标也可以说是肥胖人群的“报警器”。

中医认为，肥胖大多和脾虚湿盛有关。当脾虚时，胃肠吸收的营养物质不能很好地输送全身，堆积腰腹，“大腹便便”。保持健康体重最重要的是要养成吃动平衡的健康生活方式，一定要按时吃三餐，早餐一定要吃，晚餐适量，七成饱即可；多咀嚼；睡前尽量避免进食。二是要适量运动。工作较忙的人群可以利用碎片时间动起来，建议进行跳绳、竞走、挥拍等运动。中小学生要做好课间操，上好体育课，适当增加户外的活动时间。这里也给大家推荐几个中医平衡体重的方法。

一是黄芽汤代茶饮。它的组方是茯苓5克、干姜5克、党参10克、炙甘草5克，同煮代茶饮，能够温阳健脾祛湿，增加活力。二是按揉两个穴位。第一个是脐旁两寸的天枢穴，第二个是在侧腰部凹陷处带脉穴，它在脐水平线和腋中线相交的一个点上，它能够促排便和瘦腰，每次按揉3分钟。三是每天早晚做好一套操。双手叠掌，绕脐，顺时针摩腹100圈，同时搭配八段锦“双手托天理三焦”，能够疏通中焦的湿气。

4.

3 月 21 日是世界睡眠日，拥有好的睡眠对身心健康非常重要，中医在改善睡眠质量方面有哪些特色与优势？是否有简单易行的方法推荐？

中医改善睡眠不以“催眠”为目标，而是通过调节人体内在平衡实现自然安眠。春困是人体阳气升发不及的表现，与肝脾功能相关。中医强调睡眠先睡心、后睡目。给大家推荐几个方法。一是睡眠操。闭目，缓缓吸气，冥想气从骶尾部沿督脉到达头顶，然后慢慢呼气，冥想气从任脉下行到会阴。或者头放枕上，清空白天纷纭之事，任心思飘游，渐入朦胧之境。二是睡前泡脚。睡前泡脚会使气血通达，肌肉松弛，绷紧一天的身心得以舒缓，益于睡眠。在泡脚的时候，以身体微汗为度。高血压、糖尿病、冠心病等患病人群需要咨询医生后进行。三是食疗方——红枣膏。取红枣 500 克，煮熟后去皮去核，加入冰糖 100 克，慢火熬成膏，每日早晚各食 1~2 匙，能够补五脏，健脾胃，养血安神，对气血虚弱引起的失眠、多梦、精神恍惚等有较好的疗效。需要提醒的是，糖尿病患者不建议食用该方。四是睡前按揉安眠穴助眠。此穴位位于耳后翳风穴和风池穴之间的中点。

5.

有的人说每天必须睡满 8 小时才健康，有的人说熬夜后可以通过补觉来恢复，还有的人说睡前饮酒有利于睡眠，这些观点是否正确？

睡眠时间的长短因年龄、个体差异而定，这个范围并不是绝对的，重点看白天是否精力充沛。熬夜后靠补觉恢复治标不治本，就像手机边充电边耗电，补觉依然会错过肝胆夜间排毒的“黄金时段”。喝酒助眠的观念最“坑人”，酒精看似让人昏沉，实则打乱深度睡眠，可以理解为“关机≠充电”。

建议最好 23 点前入睡，6—7 点起床，以养肝气；午间休息 15~30 分钟，要避免久睡，不然反致昏沉。总之，日常养生应遵循节气特点，阴阳并补，讲究阴阳平衡，正所谓“阴平阳秘，精神乃治”。

6.

家养宠物可能传播的疾病有哪几类？预防的主要措施有哪些？

家养宠物传播的常见疾病有四类。一是细菌感染类，如沙门氏菌病、猫抓病和布鲁氏菌病；二是病毒感染类，如大众经常听说的狂犬病；三是寄生虫感染类，包括弓形虫病、蛔虫病、钩虫病和疥螨病；四是真菌感染类，如皮肤癣。此外，还有一些其他疾病，如钩端螺旋体病等。

预防这些疾病，记住一个原则："预防宠物生病，就是保护自己"，也就是"人病畜防"。包括：一是定期给宠物体检和打疫苗，定期驱虫，包括体内的蛔虫、钩虫，以及体外的跳蚤、蜱虫。不让宠物吃生肉或未经处理的动物产品。二是保持卫生，接触宠物或它们的粪便、用品后，一定要洗手，定期清洁和消毒宠物的生活区域。三是避免直接接触病原体，别让宠物舔脸或伤口，孕妇、儿童、老年人和免疫力低的人要特别小心，尽量不要接触宠物或它们的用具，尤其是孕妇要远离猫的粪便，以防弓形虫病。四是正确处理伤口，如果被宠物咬伤或抓伤，先用肥皂和水清洗伤口，然后看医生，确认是否需要打疫苗。

最后，建议婴幼儿、孕妇或高龄老年人家庭慎养或不养宠物。

7.

近年来不少"小众宠物"走红，比如蜥蜴、水豚、仓鼠甚至土拨鼠。这些动物带来传染病的风险大不大？要如何预防？

养小众宠物虽然有趣，但要注意健康和法律风险。这些宠物很多是由野生动物驯化而来，可以传播人畜共患病。比如，蜥蜴等爬行动物，可通过粪便传播沙门氏菌；水豚可能传播钩端螺旋体；仓鼠可能携带淋巴细胞性脉络丛脑膜炎病毒和鼠咬热细菌；土拨鼠更是可能携带鼠疫杆菌、狂犬病毒。这些病原体对人类健康威胁大，甚至可能致命。

预防这些疾病，关键要做好三件事：合法、检疫、管理。合法就是要从有正规人工繁育许可的商家购买。检疫就是新宠物带回家后，先隔离观察 2~4 周，有条件的请兽医进行检查，保证不带病饲养。管理就是关注日常卫生，接触宠物后要洗手，环境要消毒，笼子要勤打扫，别让粪便堆积，也别直接接触它们的分泌物。

孕妇、5 岁以下小孩和免疫力差的人，最好别接触爬行类或啮齿类宠物，如仓鼠、兔子等。宠物如果出现腹泻、消瘦或皮肤问题，赶紧带它看兽医，同时暂停密切接触。

8.

生活中很多人都有被猫狗等宠物抓伤、咬伤的经历，该如何正确应对？超过 24 小时再接种狂犬病疫苗还有效吗？被接种过疫苗的宠物抓伤是否安全？

被猫狗等宠物抓伤、咬伤后，一是要正确处理伤口。可以用肥皂水（或其他弱碱性清洁剂、冲洗液）和流动清水交替冲洗至少 15 分钟。如果伤口比较大、比较深，可使用注射器冲洗，之后用生理盐水将伤口洗净，用碘伏、苯扎氯铵或季铵盐涂抹伤口。如伤口碎烂组织较多，应先清创。二是要及时接种疫苗。如果仅被舔舐且皮肤完好，只须清洗接触部位、无须接种狂犬病疫苗；但如果存在轻微抓伤或擦伤，即便无肉眼可见的出血，也须接种狂犬病疫苗。

另外，如果破损的皮肤被舔舐，开放性伤口、黏膜被唾液等污染，须接种狂犬病疫苗。三是若自己不能判断，应尽快到有资质、可以接种狂犬病疫苗的医疗单位，由专业人员判断是否需要接种狂犬病疫苗，或注射被动免疫制剂及免疫球蛋白。不是所有医疗机构都有这类资质，建议提前通过网络自行查询，确认附近的社区或者医院有资质再前往。

狂犬病是一种致命的疾病，一旦发病，病死率很高。被动物咬伤后最好在 24 小时内接种狂犬病疫苗，但并非超过 24 小时接种就无效了。接种疫苗的目的是激发机体产生保护性抗体，中和病毒，阻止病毒向中枢神经系统侵犯，从而降低发病风险。狂犬病的潜伏期多为 1~3 个月，即使超过了 24 小时，在没有发病前接种疫苗仍然非常必要，不能因为超过 24 小时就放弃接种。

接种过狂犬病疫苗的宠物，疫苗保护能力随着时间推移会逐渐衰减，并非终身保护。宠物在室外活动时，如果与其他动物接触，便有感染狂犬病毒的可能。因此，被接种过疫苗的宠物抓伤后并非绝对安全，仍应按规范及时处理伤口并就医。

9.

春季常见过敏原有哪些？过敏会遗传吗？哪些人群容易过敏？易过敏人群在春季应该如何防护？

柏树、杨树、柳树、桦树、梧桐等树木的花粉，因颗粒小、飘散远，是春季过敏的主要元凶。室内环境中尘螨、宠物皮屑、霉菌等过敏原在春季也较为常见。

过敏体质具有家族遗传倾向，父母一方或双方均过敏的，子女发生过敏的概率明显增加。

易过敏的人群如下。一是有过敏家族史（哮喘、鼻炎、湿疹等）的人。二是对过敏原敏感，免疫系统未完全成熟的儿童、青少年。三是接触过敏原机会高，长期暴露于污染空气（$PM_{2.5}$、汽车尾气）与人工绿化植物（如柏树）的人。四是压力大、经常熬夜导致免疫系统紊乱的人群。五是有哮喘、慢性鼻炎等呼吸道疾病的患者，黏膜屏障脆弱，也容易过敏。

预防春季过敏应做到以下几点。一是避开花粉高峰时段，尽量选择清晨或傍晚出行，如果有条件，根据当地的花粉监测数据选择时段出行。外出时佩戴口罩、护目镜，穿长袖衣物。开车时关闭车窗，使用内循环模式。外出归家后更换衣物并洗头、洗手，必要时用生理盐水冲洗鼻腔。二是做好居家防护，花粉过敏高发的时段，关闭门窗，使用空气净化器，保持合适湿度，床单被褥经常清洗，家中有地毯的也要清洁。三是严重过敏者在医生指导下预防性使用抗过敏药物，花粉过敏患者在花粉过敏高发期前 2~4 周开始使用效果最佳。四是日常的作息要规律，保证充足的睡眠，避免辛辣刺激食物、酒精等摄入。

对明确单一过敏原（如蒿草）的重症患者，可以在医生指导下考虑进行 3~5 年脱敏治疗。

10.

春季过敏有哪些治疗方法，可以根治吗？有人说使用抗过敏药物会“上瘾”，不能长期使用，这种说法对吗？

目前过敏无法完全根治，所以不要相信打一针就能把过敏完全治好的药物广告，但可通过规范脱敏治疗、抗过敏药物治疗、生活方式调整、彻底避免接触过敏原等方式实现长期控制。

使用抗过敏药物（如二代抗组胺药、鼻喷糖皮质激素）不会成瘾，但须避免自行停药导致症状反复。

建议过敏患者在医生指导下制订长期管理计划，结合药物、免疫治疗及环境控制，最大限度恢复正常生活。

11.

春季诺如病毒感染比较常见，感染后的主要症状有哪些？应该如何预防？

3 月仍然处于诺如病毒感染流行期，感染诺如病毒后最常见症状为呕吐和腹泻，其次为恶心、腹痛、头痛、发热、畏寒和肌肉酸痛等。诺如病毒通过粪 - 口途径传播，传播方式多样，具体包括食用被病毒污染的食物和水、直接接触患者的排泄物和呕吐物、间接接触被污染的环境和物体表面以及吸入含有诺如病毒的气溶胶。

预防诺如病毒感染要做到以下几点。一是在餐前、便后、准备食物前和外出回家后，使用肥皂和流动水洗手至少 20 秒。二是不喝生水，食用蔬菜和水果时要洗净，烹饪加工食品时要做到生熟分开，确保食物特别是贝类等海产品煮熟煮透，外出就餐时选择卫生条件良好的餐厅。三是要做好居室日常清洁和通风，要确保厨房餐具的清洁，及时处理垃圾。四是当家庭成员出现胃肠炎症状时，应对其排泄物和呕吐物进行规范处理，并使用含氯消毒剂对污染的物品和表面进行彻底消毒。同时，对家中的门把手、卫生间等定时进行消毒。五是感染后建议居家休息，减少与他人的密切接触。特殊岗位从业人员如厨师、育婴员及外卖快递员等尤其注意不能带病上岗。

学校和托幼机构这些人群聚集场所是诺如病毒高发场所，要落实好日常防控措施，要严格执行晨午检制度，落实因病缺勤追踪和疫情报告，确保食品和饮用水安全，定期做好对环境的清洁消毒，规范处理呕吐物。最后还要做好诺如病毒防控知识的宣传和教育，提高人群应对诺如病毒的防控意识和防控能力。

12.

有的人认为感染诺如病毒后可以使用抗生素治疗，有的人认为感染一次后就不会再感染了，这些说法是否正确？

这些说法是不正确的。诺如病毒感染属于自限性疾病，目前尚无特效药物或疫苗可用，一般 2~3 天即可康复，大多数病例是轻症，只需要对症治疗，少数有脱水症状的患者需要补液治疗，必要时可以前往医疗机构就诊。抗生素只对细菌感染有效，对诺如病毒等病毒感染不仅无效，还可能导致肠道菌群失调，加重腹泻症状。

诺如病毒具有高度变异性，存在多种基因型和变异株，人体感染某一株病毒后产生的抗体，对其他基因型别病毒株的交叉保护作用有限。此外，诺如病毒感染后产生的免疫力通常维持时间较短，随着时间推移，免疫力会逐渐减弱。因此，即使感染过诺如病毒，仍有可能再次感染其他变异株。

总之，预防诺如病毒感染的关键在于保持良好的个人卫生习惯，如勤洗手、避免食用生冷食物、注意饮水安全等。

【国家卫生健康委例行健康提示】

健康谣言花样繁多，掌握识别谣言的技巧非常重要。给大家分享一个识别技巧——警惕“反权威”倾向。有些谣言故意以否定主流医学或权威机构为噱头，如“揭露被掩盖的真相”“医生不会告诉你的抗癌秘方”，声称某些药物或现代医学治疗方法危害极大，以及用未经证实的个人康复故事挑战科学共识等，具有以上特征的信息请大家不要轻信。

国家卫生健康委提醒您，如果发现健康谣言或者遇到无法辨别真伪的健康方面的信息，可登录国家卫生健康委官方网站的“辟谣平台”进行举报或者检索。

『时令节气与健康』你问我答 2

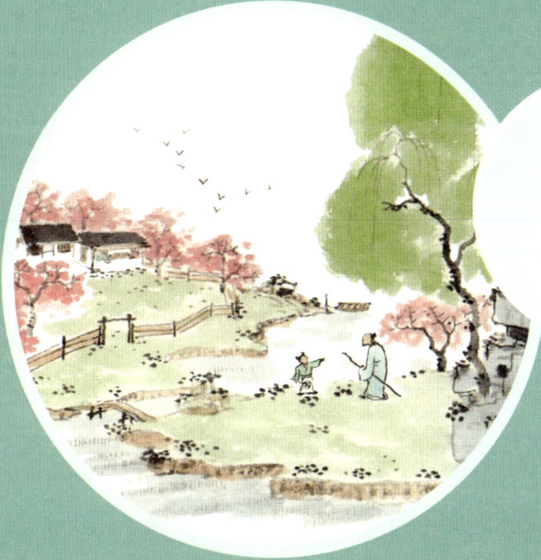

清明

“燕子来时新社，梨花落后清明”。清明节是重要的传统节日，各地有扫墓祭祖、踏青、放风筝、插柳等习俗。人们在缅怀祖先、寄托哀思的同时，也会在清明时节踏青赏春，亲近自然。在此也特别提示大家，容易过敏的人群在户外活动时要注意加强防护，防止过敏症状加重。

1.

春暖花开，许多花粉过敏的患者会出现眼睛红痒、打喷嚏等症状。有哪些办法可以治疗和缓解这些症状？

首先是预防，避免或减少接触花粉，花粉高峰期尽量减少户外活动。如果外出最好佩戴口罩及护目镜，同时建议减少开窗通风的次数，回家后及时使用生理盐水等清理鼻腔。

对于已经发生过敏的人群，除了可服用抗过敏药物之外，还可以采用一些简单易行的方法缓解过敏症状。

一是热气熏蒸。拿一杯热水，用蒸汽去熏蒸鼻部，或用拧干的热毛巾热敷鼻部、眼睛，缓解过敏症状。熏蒸和热敷时要避免温度过高，防止烫伤。二是局部按摩。可以按揉迎香穴，摩擦鼻背。迎香穴位于鼻翼外缘中点旁的鼻唇沟中，食指或中指适度用力按揉，以局部有酸胀感为宜。或者拇指对搓热后轻轻摩擦鼻背，注意不过度用力，防止造成鼻背皮肤的损伤。三是吹大椎穴等穴位。用吹风机热风吹大椎穴、风池穴、肺俞穴等穴位，也可以有效缓解症状，注意不能长时间只吹一个地方，以免烫伤。此外，部分患者也可以用盐水进行鼻腔冲洗，通过减少过敏原减轻局部症状。

2.

清明时节很多地方有吃青团的民俗，认为青团是“寒食”，能清肠排毒；还有艾灸百会穴可祛寒湿的说法。这些说法对吗？是不是人人适用？

吃青团、熏艾灸都体现了我国历史悠久的“艾文化”，“鲜艾入膳，陈艾入药”的说法由来已久。《本草纲目》中有专门的记载，“艾叶味苦，性微温，灸百病。春季采嫩艾做菜食，或和面做如弹丸大小，每次吞服三五枚，再吃饭，治一切恶气。”

青团是将蒸熟的糯米，以青艾汁着色、裹以各种馅料制成，好吃，但也黏腻、高糖、高脂，难以消化。老年人、小孩、糖尿病患者、脾胃虚寒和有胃食管反流病的群众要谨慎食用。

头部乃诸阳之会，百会穴为手足三阳经与督脉、足厥阴经交会之处。清明时节，正是乍暖还寒时，阳气已升但不旺，通过艾灸百会穴来培补升提阳气，是很好的养生方法。

要提醒大家，不是所有的人都适合艾灸，比如阴虚火旺体质的人，容易手足心热、口干舌燥、口舌生疮等，在做艾灸时很容易诱发便秘、咽喉肿痛或者是头痛等上火的症状。高热、局部红肿热痛的实热证患者也不太适合艾灸治疗。糖尿病患者的皮肤感觉比较迟钝，容易发生烫伤，所以艾灸要谨慎。另外，孕妇的腹部和腰骶部也是禁灸的。除此之外，如果自己在家里做艾灸，有一些注意事项。首先，艾灸的温度不是越烫越好，以局部皮肤有温热感、皮肤微红为宜。如果在艾灸过程中出现了局部的皮肤灼痛感，建议立即调整艾条与皮肤的距离，或者直接换一个施灸的部位。其次，不要一次灸太多穴位、灸太长时间，每次选 2~3 个穴位，每个穴位灸 10~15 分钟就可以了。艾灸中或艾灸后注意防寒保暖，艾灸后适当补充水分。最后，如果是首次艾灸，建议咨询一下医生，由医生根据个人体质给出艾灸的方案，包括选穴、操作方法、艾灸的频次以及时长等。

3.

很多医院开设了体重管理门诊。体重管理就是减肥吗？如何科学合理地设定自己的减重目标？

体重管理和减肥既有相似之处，又有区别。两者的核心目标都涉及体重控制，都要通过饮食和运动等生活方式调整来实现。区别在于减肥通常为短期目标，通过制造能量缺口，也就是每日摄入的总能量低于身体实际消耗的能量，使身体分解脂肪或肌肉组织供能，从而实现体重降低，更加关注体重数值的变化，追求快速减重，但容易导致反弹；而体重管理强调多种危险因素的综合管控，关注体重的长期维持，通过生活方式、行为习惯调整和持续监测管理，更加关注身体成分优化，如减脂增肌，防止体重反弹，实现长期的代谢获益。

科学减重，第一步要了解自身身体状况，测量身高、体重及腰围等身体指标及必要的化验指标。然后依据 BMI 设定个体化目标，可根据情况，循序渐进，3~6 个月，使体重减少 5%~10%。此外，定期监测体重和体脂率，及时调整计划。已经出现肥胖相关并发症的患者，要在医生及营养师指导下进行体重管理。

4.

生活中经常有人早晨赶时间不吃早餐、喜欢吃夜宵、暴饮暴食，如何纠正这些不良的饮食行为，科学进餐呢？

科学进餐要注意以下几点。

第一，从健康管理角度，建议在进食时候计算总能量，碳水化合物提供的能量比例要占到50%~55%。对于超重和肥胖的患者，每一天的总能量应减少500大卡，相当于一个汉堡或5勺食用油的能量。同时，要保证食物的多样性，建议大家多食用新鲜的蔬菜和水果。在选择蔬菜水果的时候也要注意，尽量少选择含糖量比较高的食物。同时，尽量摄取含脂肪较少的肉类，如去皮的鸡胸肉、鱼、虾，在膳食补充中还是要注意尽量多吃一些粗粮，少吃精米、白面等食物。

第二，要定时定量规律进餐。要重视早餐，早餐尽可能丰富；晚餐不宜过晚，建议在17—19点进食晚餐。晚餐后不宜再进食，有低血糖风险者可以适当进食少许低能量高膳食纤维的食物，如苹果、粗粮面包（一片就够），尽可能不在夜间加零食、饮料，夜宵能不吃就不吃。

第三，进餐时要细嚼慢咽，这样有利于减少总食量。另外，减缓进餐速度可以增加饱腹感，一顿饭用时20~30分钟是适宜的，这样可以减少总的能量摄入；还可以尝试改变进餐顺序，按照蔬菜-肉类-主食的顺序进餐，也有助于减少高能量食物的摄入。

5.

网络上推荐的各种减肥方法，如“液断”“生酮饮食”“代餐”等都很流行，从医学专业角度看，这些方法是否科学？

这些网络流行的减肥方法，虽可以在一定时期内实现一定程度的体重下降，但暗藏不少健康风险。

一是“液断减肥法”。这是一种较为极端的饮食模式，以液体食物为主，每日摄入400~800大卡液态食物，其本质是一种极低能量饮食，容易导致营养素摄入不足、电解质紊乱，诱发营养不良、贫血、肌肉量丢失，并影响血糖稳定。还容易导致报复性进食，出现体重反弹，并影响胃肠道功能。

二是“生酮饮食减肥法”。这是一种高脂肪、适量蛋白质、极低碳水化合物的饮食模式。限制碳水摄入虽能让身体燃脂供能，但导致的酮体生成过多会影响体内酸碱平衡。对于糖尿病患者，有可能诱发酮症酸中毒。另外，这种饮食模式营养膳食均衡性相对比较差，容易出现营养的失衡。长期使用该方法还会导致维生素、矿物质缺乏，增加心血管疾病风险，加重肝肾负担，部分人群还会出现头痛、乏力、情绪波动、便秘等不良反应。

三是“代餐代替正常饮食”。代餐营养不全面，长期食用会导致营养缺失，削弱消化功能，引发肠道菌群失调，代餐容易引发厌食情绪，甚至产生饮食心理问题。

选择减肥方法时，不仅要谨慎，更要合理规划、综合干预、科学实施，才能保障安全有效。

6.

很多人认为运动强度越大、时间越长，健身效果就越好，这种想法对吗？如何科学运动锻炼，减少或避免运动损伤？

很多人对运动存在认知误区。并非运动强度越大、时间越长越好。一方面，过度运动易导致身体疲劳，甚至引发运动损伤；另一方面，只做高强度运动的做法忽视了身体的适应能力，很容易造成运动损伤，难以坚持。

通常情况下，建议成年人每周开展不低于 150 分钟的中等强度有氧运动；可选择快走、慢跑、打球、游泳等。同时，配合 2~3 次的抗阻运动，也就是肌肉对抗外部阻力以增加肌肉力量和耐力的运动方式，如深蹲、哑铃、弹力带等。八段锦、太极拳等传统运动就包含了有氧运动、抗阻运动、平衡训练和柔韧性训练，是非常好的运动，对于改善健康状态具有良好的作用。

要注意的是，应该结合自身情况选择合适的运动方式。如果以往没有运动习惯、刚开始运动，要有一个慢慢适应的过程，从简单的短时程运动开始，适应后再循序渐进地增加运动量，以减少、避免运动损伤的发生。

同时，在运动中要注意以下方面。一是运动前一定要进行充分的热身活动，如活动手腕脚腕、转转腰、踢踢腿等，让身体逐渐适应运动状态。二是运动时要根据天气适当增减衣物，运动出汗后及时擦干，避免着凉。三是运动强度要适宜，以运动后微微出汗、不感到疲劳为宜。如果运动过程中出现头晕、心慌等不适症状，应立即停止运动、原地休息，并依据情况就医。四是运动前后要适当补充水分，但不要在运动过程中一次性大量饮水，可以少量多次饮水，避免给心脏造成负担。将运动融入日常生活中，可以达到更加理想的效果。五是运动后要注意拉伸恢复，避免局部肌肉群过度紧张，使其逐渐恢复至正常状态，有助于减少运动损伤，保持持久的运动能力。

7.

生活中有的人会有焦虑、内耗、抑郁等情绪，并且春季情绪波动更大，是什么原因？该怎么调节？

春季情绪不稳定的现象确实存在，每年3—5月，在精神专科就诊的患者通常会明显增加，这提醒我们在春季要格外关注心理健康状态。

中西医对此都有解释。就中医理论而言，我们的情绪主要由五脏中的肝来主导，而春季肝的功能过强或不足，就会引发情绪躁动或低落。现代精神医学认为春季情绪不稳定主要与光照气候因素有关。视网膜中有感光细胞，当光照变化时，感光细胞会传递信号到大脑中视交叉上核区域，影响昼夜生物钟节律，进而影响大脑中神经递质分泌，影响情绪和睡眠。春季光照增强，人体生物钟在重新适应过程中可能出现情绪不稳定。相比抑郁低落，春季更容易出现兴奋躁动的情绪。

可从以下方面调节。一是调节睡眠时间。相比冬天的早睡晚起，3 月后日照时间变长，可以适当增加活动时间，但也不要太晚，尽量不要超过 23 点。二是增加户外运动。适当的户外运动有助于我们释放过剩精力、缓解压力，与亲友互动交流有助于敞开心扉、提振信心、减少焦虑情绪。三是如果春季情绪波动过于严重，情绪低落持续时间超过两周，或者是情绪亢奋持续时间超过一周，使正常生活受到影响，要及时就医。

8.

随着人工智能技术的发展，有的青少年会把一些交互性 AI 当成“心理树洞”倾诉自己的烦恼，这样的方式是否有助于缓解压力？有哪些潜在的风险？

青少年是数字世界的“原住民”，他们对心理支持类 AI 软件接受得很快。不少青春期的孩子一方面有强烈的交友愿望，另一方面自我意识包括自信在逐渐建立中，尚不充分，在社交中容易羞怯，担心他人审视及负面评价。所以他们与 AI 交流会感到更加放松，不需要刻意表现自己，更容易吐露真心话。

但是，过度或单一沉湎于 AI 社交是有害的。首先，真实世界社交有助于个体的社会化，而社会化的一部分就是根据他人评价或者社会规范来调整控制自己的行为。接受他人评价可能会不愉快，但适度接受他人评价却能帮我们跳出自我，从外部视角审视自己的行为，让自我认知行为和社会主流价值观一致。其次，与 AI 互动丧失了社会情感学习的机会。孩子们与真人互动，会观察对方表情动作，也会模仿对方的情感表达。而 AI 的情感反应有限，久而久之，孩子们会逐渐变得对情感缺乏感知，或者说情感疏离平淡。

总之，真实世界社交应当是孩子们主要的社交方式，AI 社交不能替代真实世界社交。

9.

有的人说心理疾病像呼吸道疾病一样会传染，还有的人说心理疾病一旦确诊就需要终身服药，无法彻底康复。是这样吗？

这是两个常见的关于心理疾病的谣言。

首先肯定地讲，心理疾病是不会传染的。心理疾病的发病有很多影响因素，与社会因素、心理因素、个性特征以及生物学因素都有关系。但心理疾病并非由细菌病毒等病原体导致的传染性疾病，不会通过空气传播，也不会通过接触传播。这个谣言的出现可能与人们观察到的情绪感染有关。当我们身处集体中，别人高兴我们会跟着高兴，别人悲伤我们可能也心情沉重，这不是“传染性”，而是“同理心”，即我们能观察到他人的情绪并且感同身受。但这种情绪的分享通常限于特定的情境，不会长久持续。

“心理疾病一旦确诊就需要终身服药，无法彻底康复”的观点也是不正确的。心理疾病或者说精神疾病，根据轻重程度有不同的治疗方式。病症较轻做心理治疗就能调整，病症较重需要药物治疗。确实需要一段时间的维持治疗，至于每位患者维持治疗多长时间，需要在医生指导下形成个体化方案。就目前的治疗手段和效果而言，大部分患者是可以痊愈或者明显好转的。当然，精神疾病有复发的风险，所以症状消失、临床痊愈后，仍需要继续服药巩固一段时间，防止复发。即便复发，如能做到及时就医，往往也能够取得不错的效果。

10.

每到春季，很多家长就开始担心孩子患上手足口病，导致手足口病的病毒是什么？传播途径有哪些？什么人群易感？有哪些临床表现？

手足口病是一种常见的传染病，有 20 多种肠道病毒可以引起。手足口病顾名思义就是孩子的手、足、口腔的皮肤、黏膜出现了病变，早期表现为发热，后期有皮肤黏膜的改变，包括皮肤出现红点，有的伴有疱疹，在其他部位如臀部、上臂、腿部也可能出现皮疹。通常来说，皮疹没有痒的感觉，手足口病一般不严重，很少出现合并症。有的孩子患手足口病时会伴有腹泻的症状，个别儿童会出现脱水，极个别、极罕见会合并病毒性脑炎。

手足口病传播途径有多种，主要通过接触（粪便或污染病毒的物品）传播和呼吸道飞沫传播，也可通过粪 - 口传播。手足口病患者通常在生病的第一周最具传染性。患者的粪便、疱疹液、鼻咽分泌物、飞沫等都可能含有病毒，被污染的毛巾、水杯、玩具、餐具、衣物等也有传染性。

各个年龄组的人均可患上手足口病，6 月龄到 5 岁儿童是手足口病易感人群。监测数据显示，1 岁和 2 岁儿童发病率最高。

手足口病是一个常见的传染病，家长和托幼机构要做好儿童的健康监测，发现儿童手、足、口、臀这些部位出现疱疹时，尽快就医。

11.

近些年我国的手足口病流行情况如何？是否可以通过接种疫苗来预防？

近些年，我国的手足口病流行特征如下。一是流行强度仍处于较高水平，但重症比例明显下降，2024 年报告重症病例较 2009—2019 年平均水平下降 97%。二是季节分布呈双峰分布。每年 4 月开始，病例数呈增多趋势，5—7 月为高峰，10—11 月为小高峰。三是发病以 5 岁以下儿童为主，其中 1 岁组发病率最高，2 岁组次之。四是多种肠道病毒共同流行。

预防手足口病要做到以下方面。一是保持手卫生。口、鼻、眼是病毒侵入门户，所以良好的手卫生是预防手足口病的有效措施。二是环境通风、清洁消毒。三是在流行季节减少聚集。四是尽量避免接触已患病儿童。五是做好孩子的健康监测，包括托幼机构、小学的晨午检。如果孩子出现发热，手、足、口、臀部出现疱疹，应及时就医。六是接种肠道病毒 71 型灭活疫苗。该疫苗可有效预防肠道 71 型病毒引起的手足口病。

12.

流行性腮腺炎的流行特征是什么？只有儿童才会发病吗？是否只有脸部肿胀这一个症状？应该怎样预防？

流行性腮腺炎，俗称“痄腮”，属于丙类传染病，是由腮腺炎病毒引起的急性呼吸道传染病。我国流行性腮腺炎一年四季均可发病，冬春季为主。人群普遍易感，5~9 岁儿童发病率较高，学校、托儿所、幼儿园等儿童集中的地方易暴发。患者和隐性感染者是传染源。患者腮腺肿胀前 2 天至肿胀后 5 天内有传染性，可经呼吸道飞沫或直接接触唾液传播。近年我国流行性腮腺炎的发病已呈明显下降趋势。

流行性腮腺炎患者主要表现为单侧或双侧腮部疼痛、压痛和肿痛，患者张口疼痛加剧。流行性腮腺炎属于自愈性疾病，通常预后良好，大多在两周内完全康复。腮腺炎除了耳垂下面部肿胀外，在早期有流感样症状，如发热、头痛、肌肉酸痛、疲劳、食欲下降等表现，少数可出现脑膜炎、睾丸炎等并发症。如果出现高烧、脖子僵硬、剧烈头痛、意识模糊、呕吐、抽搐等严重症状，请立即就医。

预防流行性腮腺炎最好的办法是接种疫苗，目前国家已把预防流行性腮腺炎的疫苗纳入免疫规划，我们使用的疫苗是麻疹、腮腺炎和风疹三联疫苗（俗称麻腮风疫苗），儿童在 8 月龄、18 月龄各接种 1 剂次。此外，预防呼吸道传染病的其他措施也要坚持，如保持手卫生、坚持室内通风、养成良好卫生习惯、呼吸道传染病流行季节尽量避免或减少聚集。患流行性腮腺炎的儿童在发病一周内避免接触其他儿童。

【国家卫生健康委例行健康提示】

健康谣言花样繁多，掌握识别谣言的技巧也非常重要。给大家介绍一个识别的技巧——警惕“传统文化绑架”。有些谣言会利用公众对传统文化的情感故意混淆视听，借传统习俗或民族文化之名传播一些所谓的“失传的古法”“祖传秘方”等，缺乏权威历史文献佐证和现代医学证据支撑。例如所谓的“神医”们集体“违背祖训”，公布“祖传秘方”，背后是统一的脚本，惯用的套路，卖药获利才是他们的目的。具有以上特征的信息请大家不要轻信。

国家卫生健康委提醒您，如果发现健康谣言或者遇到无法辨别真伪的健康方面的信息，可登录国家卫生健康委官方网站的“辟谣平台”进行举报或者检索。

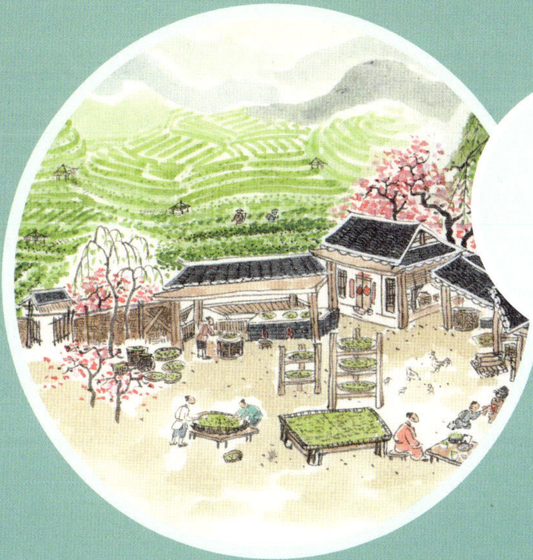

谷雨

“谷雨春光晓，山川黛色青。”谷雨时节，气温显著回升，降雨量增加，有利于谷类作物的播种和生长。温暖的气候也适宜开展户外活动，但需要提醒大家，运动锻炼应适度，要量力而行，注意预防运动损伤。

1.

谷雨节气以“雨生百谷”为特点，这个时候气温波动较大，如何理解“春捂有度”？慢性呼吸道疾病患者和脾胃虚弱人群应该注意什么？

“春捂有度”是指在气温波动比较大的春天，要适度保暖，防止寒邪的入侵，同时我们要防止捂得过度，引起“春火”。尤其是两类人群，一是呼吸道疾病患者，防止冷空气和湿冷的刺激导致气管痉挛，引起咳嗽；二是敏感人群也要戴口罩防止冷空气的刺激。这两类人群要注意日常保暖，尤其注意项部大椎穴、胸部膻中穴。在饮食上，建议呼吸道患者服用一些润肺化痰的食材，如百合、雪梨等；并忌食过寒的食物如冷饮，避免引起支气管的痉挛。对于脾胃虚弱人群，气温波动可能进一步削弱脾胃的运化功能，导致一些相应的症状，如腹胀、食欲不振、大便溏等，这时候要注意腹部、腰部保暖，如穿高腰的衣物。同时，脾胃虚弱人群也可以服用一些健脾的药膳，如茯苓山药粥等。

2.

肺癌的早期筛查手段有哪些？没有症状就不需要检查吗？年轻人是否需要做筛查？出现什么症状需要做胸部 CT？

肺癌早期筛查非常重要且必要。目前看，早期肺癌筛查最主要的手段是低剂量螺旋CT筛查。对于普通群众来说，如果出现胸部疾病症状，如咳嗽、咳痰、咯血、胸痛、胸闷、气短、持续性发热等，便需要视情况做胸部CT。对于高危人群，如长期吸烟的人，有石棉、氡气、焦油等有害物质长时间接触的人，有肺癌的家族史的人，也要定期做CT检查。

目前看来，肺癌患者主要为老年人，50岁以上的中老年人要多加关注。常规不推荐没有高危因素的年轻人做胸部CT筛查。如果CT检查出现了异常，大家也不要过度焦虑，可以到医院，在医生的指导下进一步诊治。

3.

近年来，春季水痘、风疹、麻疹的发病率是否有变化？哪些人群是高危群体？学校和家庭应该重点落实哪些预防措施？

近年来，我国的麻疹和风疹一直处于低水平流行。水痘目前不属于我国法定传染病，通过各省自主报告的病例数看，近年来水痘流行有下降的趋势。这三种疾病都是通过呼吸道传播，人群普遍易感，主要发病人群是儿童以及青少年，但是既往没有感染过也没有接种过疫苗的成人，也可能会感染发病。这三种疾病都是有有效预防和防控措施的传染病，建议适龄儿童及时、全程接种麻腮风疫苗和水痘疫苗。

春季是呼吸道疾病高发季节，在幼儿园和学校需要落实预防措施，加强晨午检制度，家长和老师应该密切关注儿童的健康状况是否有变化，出现发热或者出疹等症状应该及时就医，如果确定诊断是上述这些传染性疾病，要及时居家治疗，避免和周围的易感人群密切接触。同时学校也需要加强宿舍和教室场所的通风和消毒，并开展宣传教育工作。

4.

运动有益健康这个理念深入人心，但“运动损伤”也会让一部分人望而却步，应该如何科学运动、避免运动损伤？

随着运动有益健康理念的普及，参加运动人数不断增加，运动造成的损伤患者数量增加明显。这些运动损伤往往是由于在运动中没有遵循“因人而异、循序渐进”的原则。

一是运动前。要做好适当的准备活动，注意运动场地和环境因素，尤其是到陌生环境参加运动要先熟悉环境，在光线好的时候进行运动；同时注意要有合适的装备，如果从事技术性运动，要佩戴合适的护具；运动前科学热身（动态拉伸）。

二是运动实施阶段。选择适合的运动类型和强度，不要盲目跟风高难度运动或突然进行大强度的运动，不然特别容易造成运动损伤；保证运动动作的规范性，动作标准才能避免因为姿势不当造成的不必要的损伤。

三是运动后恢复阶段。拉伸放松，配合对肌肉进行静态拉伸练习，从而缓解肌肉的紧张和僵硬，减少关节压力；营养补充，注意补充电解质，可选择含电解质的运动饮料；运动后应保证充足的睡眠以恢复体力；此外，要合理安排训练频次。

四是关注运动损伤的预警信号。如运动中突发较严重的疼痛、头晕胸闷等，或者每次运动后出现反复关节疼痛等，应停止运动，休息调整。

最后，要牢记科学运动的目的在于强身健体，运动中要时刻留意自己的身体感受，量力而行。

5.

胃癌的高风险人群有哪些？如何做到早筛早查？

胃癌的危险因素包括年龄、性别、饮食习惯、相关病史等。大于 45 岁的人群胃癌发病率相对较高，男性胃癌的发病率和病死率比女性要高。另外，高盐饮食、吸烟饮酒，腌制食品摄入过多、水果蔬菜摄入过少，这些生活饮食习惯也属于高危因素。感染幽门螺杆菌、患有慢性萎缩性胃炎的人群属于高风险人群。

依据这些引发胃癌的高风险因素以及流行病学的相关调查结果，可以确定我们国家胃癌筛查的目标人群。大于 45 岁，如果符合以下任何一项，就可以定义为需要接受胃癌筛查的（风险）人群：一是居住在胃癌高发区域；二是幽门螺杆菌感染；三是既往有慢性萎缩性胃炎、胃溃疡、胃息肉，以及接受过胃部手术的残胃状态、肥厚性胃炎、恶性贫血等一些癌前疾病；四是胃癌患者的一级亲属，包括父母、子女、兄弟姊妹；五是合并其他一些高风险因素，如高盐、腌制饮食、吸烟、重度饮酒等。

建议符合以上胃癌筛查标准的人群接受胃镜筛查，通常是 5 年一次，如果还合并慢性萎缩性胃炎等一些癌前疾病需要提高检查频率，每 1~2 年复查一次胃镜。

6.

目前肺癌的发病率在我国所有恶性肿瘤发病中位居首位，应该如何从自身做起，降低肺癌的发病风险？

降低肺癌的风险，可以从以下几个方面做起。

第一，要积极预防，践行健康的生活方式。预防是最经济、最有效的策略。

日常生活中要做到均衡饮食，尽量多食用含抗氧化剂的食物，增加膳食纤维的摄入，减少摄入高脂、高盐、高糖食品；要选择适合自己、能规律进行、能够坚持下去的运动，一般建议成年人每周进行不低于 150 分钟的中等强度运动，包括慢跑、快走、太极拳、八段锦等。这些运动可以增强肺功能，提高抵抗力，降低患癌风险。

需要特别注意的是，吸烟是肺癌的重要危险因素，建议尽早戒烟，并远离二手烟。

第二，坚持体检，尽量做到早预防、早发现、早诊断，是提高包括肺癌在内的恶性肿瘤生存率的关键。建议肺癌的高危人群重视防癌体检，尽早主动去筛查。

50 岁到 74 岁的群体，有下列情形之一的，建议每年进行一次低剂量螺旋 CT 筛查：长期吸烟或者被动吸烟者、慢性肺部阻塞性疾病患者，长期暴露于石棉、氡气、煤烟、油漆等有害物质环境者，家族有直系亲属患有肺癌。如果体检正常，定期体检即可；如果发现异常的，应向呼吸或肿瘤科的医生进行咨询。

第三，规范化治疗。肺癌有很多不同病理类型，如腺癌、鳞癌、小细胞肺癌、大细胞肺癌等，如果确诊为肺癌，建议在医院做进一步评估检查，进行规范化的治疗。通过规范化治疗可以显著提高患者的生存率。

近年来，随着我国规范化治疗的广泛开展和推广，肺癌呈现慢性化趋势，主要表现为治疗效果越来越好、患者生存时间越来越长、生活质量越来越好，也希望患者和家属能够用积极心态去面对。

7.

春季是万物生发的季节，对于术后康复期的肿瘤患者，中医在饮食调养和运动康复方面有哪些建议？

春天是阳气升发的季节，也是调养身体、恢复元气的一个重要的时节。对肿瘤患者来讲，术后要多关注器官功能的保护。所以针对这方面，重点是要开展护脾胃、养心肺、调肝气。

一是护脾胃。肿瘤术后气血不足、脾胃虚弱。宜食用一些温和、易消化的食物来健脾、补中益气，如小米粥、百合莲子粥、山药粥等。忌食生冷、油炸、辛辣、不容易消化的食品，包括高糖、高脂、高盐食品。

二是养心肺。中医讲，肺主气，心主血，两者相互结合，可以共同维护气血运行。春季阳气升发，动能生阳，因此我们可以采用一定的运动，遵循“形劳而不倦”的原则，如太极拳、八段锦这种传统运动，每周可以做 3~5 次，每次 2~3 遍，以微微出汗为宜，这样可以提升心肺功能。

三是调肝气。人们在春天的情绪是容易起伏的，肝气郁结就会影响到术后康复。可以饮用一些花茶（如玫瑰花茶）、常晒太阳、与人多交流，以缓解负面情绪。另一方面就是规律作息，子时是 23 点到凌晨 1 点，这时候是胆经所主，熬夜影响肝脏解毒、修复功能，影响第二天的体力、精力。如果已出现失眠、情绪低落情况，可以口服相应中药进行治疗。

总之，预防胜于治疗，从日常做起更加关键。春季贵在“顺时养生、扶正祛邪”，饮食、运动、情志并重，让身体在春风中慢慢回暖、康复向好。

8.

有些人在体检的时候发现肿瘤标志物的数值升高了，就会非常担心。哪些肿瘤标志物和消化系统肿瘤有关？数值升高说明什么？该如何处理？

体检报告中，消化系统常见的一些肿瘤标志物有甲胎蛋白

（AFP），癌胚抗原（CEA），糖类抗原 CA19-9、CA72-4、CA125 等，这些标志物的升高对于疾病的筛查和肿瘤疾病的监控是有一定作用的。但是，大多数标志物的敏感性和特异性都不高：也就是说，得肿瘤，肿瘤标志物不一定会升高；没得肿瘤，标志物也可能升高。通常用肿瘤标志物作为筛查的辅助提示，但是不能依靠它确诊肿瘤。

如果没有其他的不适，其他检查都正常，可不必过于担心；但是如果肿瘤标志物高于正常值上限数倍，且定期复查持续升高，就应该提高警惕。建议前往医院就诊，在专业医生指导下调整生活习惯，再进行复查或者安排进一步检查。

9.

哪些情况说明运动过量了？运动是否也需要“对症下药”？

现在有很多人运动量越来越大，有人坚持每天走两万步，也有一天跑一百多公里的情况。研究显示运动过量不仅没有益处反而是有害的，运动能力不代表健康。如果出现心慌、心悸、大汗淋漓、肌肉疲劳等情况，就说明运动量已经比较大，对身体可能造成损伤，就要停止或者减少运动量。运动当中一定要根据个人的承受能力来适当调整运动强度，适度运动才是科学的。成年人每周应进行不低于 150 分钟中等强度有氧运动，如慢跑、骑车等，或者 1~2 小时的高强度运动。

此外，特殊人群要“对症下药”：患有脂肪肝的人群，建议首选有氧运动和核心训练，如应用划船机和平板支撑；糖尿病人群建议饮食后1小时血糖较高时进行运动，推荐中等强度运动，40分钟到1小时为宜；老年人运动前要进行评估，如评估骨质疏松、心脏情况等，防止运动中出现跌倒骨折或者心血管意外等。

总而言之，运动贵在适度，不要盲目追求越多越好，留出时间休息和恢复，才能让锻炼真正可持续。

10.

老一辈常说出过疹子不用怕，小时候得过风疹、麻疹或者水痘，就不会再复发了。这些经验是否靠谱？还需不需要接种疫苗？接种疫苗以后能否形成终身免疫？

老一辈的这些经验还是有一定的道理的，像麻疹、风疹、水痘这类疾病，感染之后可以获得非常持久的免疫力，基本上不会再次感染发病。但需要注意的是，很多疾病的临床表现都以发热和出疹为主，所以小时候如果得过一些发热出疹性疾病，未被临床医生或者医院诊断的，可能难以确定到底是不是水痘、风疹、麻疹等疾病。目前我们使用的麻腮风疫苗是联合疫苗，即便确定得过这三类疾病，接种疫苗也有预防效果。所以，全程接种麻腮风疫苗后，一般都会产生长期的预防疾病的效果，即便是极个别人因为免疫失败再感染，一般症状也比较轻，接种疫苗的获益还是远远高于因为罹患上述疾病对健康造成的危害。

11.

有的人在体检时发现肺结节会很担心甚至恐慌，肺结节与肺癌是什么关系？哪些肺结节需要切除呢？

肺结节本身是一个影像学上的概念，是指我们胸部CT发现的、小于3厘米的局灶性圆形致密影。而肺癌是个疾病的名称，是病理学证实的发生于肺部的恶性肿瘤。如果我们从CT上发现一个肺结节，它有可能是良性的（炎症或良性肿瘤），也有可能是恶性的。我们普通人体检发现的肺部结节，大多数情况是良性结节，只有很少一部分是恶性结节。

所以，如果发现了肺结节，不要过于恐慌，可以尽快到医院进行进一步诊治。原则上讲，如果诊断了是恶性肺部结节，或者高度可疑的肺部恶性结节，在没有手术禁忌证的情况下，应该手术切除。如果考虑是良性结节，通常不需要外科治疗，在医生的指导下进行药物治疗，或者长期随诊观察即可。

12.

不少人有在运动中受伤的经历，如崴脚、扭伤、擦伤等。发生常见运动损伤时，应该如何应急处理？

运动过程中出现意外或受伤在所难免，应该保持冷静不要恐慌。

首先要进行自我评估。如果受伤瞬间听到响声，感受到关节错动，或受伤后肢体有变形以及剧烈疼痛、迅速肿胀，可能存在关节脱位、韧带断裂或骨折，这种情况下要禁止活动，及时就医。

如果损伤较轻，也建议停止运动，出现肿胀可以加压包扎，如果有条件可以用绷带，如果没有可以用衣物把肿胀的部位缠绕包裹一下；休息时肢体要抬高，高于心脏的位置，这样有利于血液回流。如果怀疑有骨折，可以用夹板固定保护。

不同的损伤部位处理原则可能稍有差别，如果关节扭伤，就按上述原则处理；如果腰部损伤，要注意保护，使用护具促进恢复；如果有擦伤、出血等，一定要消毒处理，防止感染。

受伤后，还是尽量要到医院就诊，让医生来进行判断。

13.

有些人认为易胖体质是湿气重，胖是湿气重造成的，减肥第一要义是祛湿，是这样吗？对于健康体重管理，中医有什么建议？

肥胖的原因比较复杂，涉及体质、代谢、饮食、情志等多方面因素，因此是否祛湿要根据体质来定，盲目祛湿可能会损伤人的正气，影响代谢。健康体重管理，建议遵循三个原则。

第一是体质为本。针对不同体质进行区别调理。如湿热型，特点是口干口苦，皮肤易长痤疮，小便黄、大便黏腻，舌苔黄腻，可以考虑用健脾利湿、清热利湿的食材，如含冬瓜、赤小豆等的药膳。脾胃虚寒的肥胖人群，可以考虑用艾灸来增强阳气。

第二是饮食有节。饮食要注意结构和顺序，肉类和蔬菜类要进行搭配，忌生冷、油腻，推荐食用易消化的食物，如萝卜、青菜等富含膳食纤维的食物，以及苹果、樱桃等平性或者温性的水果。

第三是动静结合。除了饮食调理之外，运动也是重要的方法。中医功法锻炼可以发挥健脾化湿、促进气血运行的作用。比如八段锦有一式叫“调理脾胃须单举”，脾主四肢，四肢活动又会促进脾胃运化，让湿气排出。另外，还可以通过循经的拍打和揉按一些特殊的穴位，如揉按足三里、三阴交来调理脾胃。

健康体重管理应该以长期稳定为目标，不追求短期速效，尤其不能采用极端的减肥法（如服用泻药），既不长久又容易反弹。中医倡导“因人制宜”，通过调理脏腑功能，从“小切口”来进行体重管理，从而推进慢性病防控这个“大工程”。

14.

对于癌症患者的日常营养支持有什么建议？

癌症患者营养管理的主要目标是避免营养不良，提高治疗的耐受性，减少不良反应，使疗效和生活质量得以保证。在日常饮食当中，要注意能量充足，适当增加一些优质蛋白的摄入，同时还要遵循营养均衡的原则，多吃一些新鲜的蔬菜水果。对合并糖尿病、肾功能不全等慢性疾病的癌症患者，还要兼顾一些相关（合并疾病）的饮食要求。

癌症患者平时的饮食还要注重个性化。比如患有消化道肿瘤，常常会对胃肠功能有影响：一些胃肠功能较弱的患者，可以采取少量多餐的方式；一些吞咽有困难的患者，可以考虑将食物加工成半流质或者流质饮食；对于摄入量受限的患者，可以尽量选用高蛋白、高能量密度的食物，来提高饮食的效率；如果是经口饮食不足、达不到基本的能量需求，要尽快启动肠内或者肠外营养进行支持。

【国家卫生健康委例行健康提示】

健康方面的谣言花样繁多，掌握识别谣言的技巧很重要。给大家介绍一个识别技巧——警惕“万能养生秘笈”。有些谣言擅于制造一些无中生有的养生神话，推荐某种神奇食物或特定养生法，如“某某食物包治百病”“一辈子都不用去医院的几条法则”等，这些看似能“一招制胜”的养生方法，往往隐藏着误区和风险。具有以上特征的信息请大家不要轻信。健康从来不是靠“速成法”实现的，更没有“偏方”或“秘方”能包治百病。真正的养生，靠的是长期保持健康的生活方式。

国家卫生健康委提醒您，如果发现健康谣言或者遇到无法辨别真伪的健康方面的信息，可登录国家卫生健康委官方网站的“辟谣平台”进行举报或者检索。

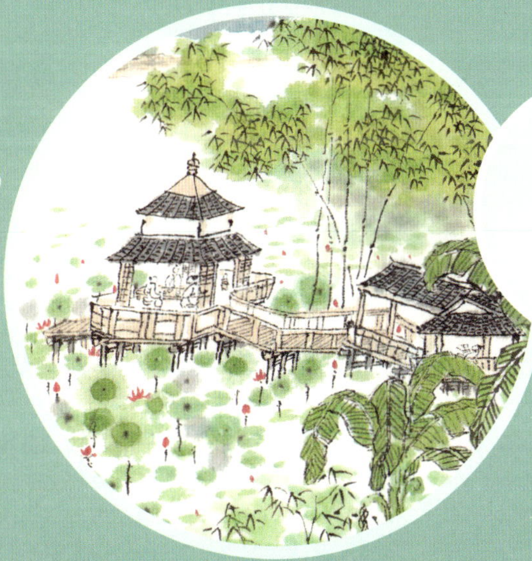

立夏

立夏节气，日照增加，气温逐渐升高。大家在假期外出的时候要做好健康防护，注意手卫生和饮食饮水卫生，长时间户外活动的要注意防晒保湿、防蚊虫叮咬，同时要关注身体可能会出现的异常信号，做好自我监测，健康出行。

1.

立夏后天气渐热，有的人习惯贪凉饮冷，这样的生活方式对脾胃是否有影响？“苦夏减重”可行吗？该如何顺应“夏养阳”的节气特点？

脾胃居于中焦，宛如人体的“厨房”，作为后天之本与气血生化之源，将吃进去的食物加工成滋养全身的“能量套餐”。脾胃“喜温恶寒”，吃过多冰淇淋、喝太多冷饮料等，会伤了脾胃阳气，容易导致消化不良、胃口变差、腹胀腹泻等。当然，每个人体质不同，个体差异、地区差异都是存在的。还有人好奇为什么很多西方人习惯食用生冷食物，可能跟他们长期高能量高蛋白饮食结构和体质差异有关。

立夏后天气变热，若浑身没劲、胃口变差、腹胀烦躁，可能是“苦夏”。它不是病，是身体对炎热天气的暂时不适应。借“苦夏”来减重的做法并不可取。长期胃口差，身体会进入“饥荒模式”，降低代谢，既难减重还易营养不良。即使体重暂时下降，恢复正常饮食后也极易反弹。

《黄帝内经》有云：“春夏养阳”。立夏时节，建议多食温性、升发之品，如韭菜、香椿等时令蔬菜。也可以试试“夏吃姜”的传统养生法，喝点姜丝陈皮山楂饮以健脾温阳化湿。睡觉时盖好肚子、护好双脚。日常可以揉揉神阙穴（肚脐中央）、中脘穴（心窝和肚脐中央连线的中点）。

2.

有些哮喘患者症状减轻一些就自行停药，这样可行吗？有没有一些适合立夏时节的中医调养方法来减少秋冬季节哮喘发作？

立夏后人体的阳气相对旺盛，免疫功能也会有所增强，一定程度上有助于哮喘患者的恢复。但是能否停药，还是要听从医生的专业意见，不要擅自停药。有些患者虽然症状减轻，但气道炎症可能仍然存在，如果自行停药，一旦遇到诱发因素，如剧烈运动、感冒、情绪波动等，哮喘很容易再次发作。

立夏后，哮喘患者可以食用一些润肺健脾的食疗方，如炖煮雪梨、百合、银耳，山药搭配白萝卜熬汤，也可以试试经典名方三子养亲汤：由紫苏子、白芥子、莱菔子配伍而成，有降气化痰、止咳平喘作用。哮喘患者若出现咳嗽气喘、痰多胸闷等症状，可每样取5~10克，洗净后加清水煎煮15~20分钟，代茶饮用。需要注意的是，肺肾阴虚（手心脚心胸口发热、失眠多梦等）、干咳无痰者不宜服用。

此外，可以多揉揉定喘穴（在脖子后面最突出的骨头下面，旁开大约半横指的地方）、天突穴（颈部下方，胸骨柄上缘的凹陷处），这些都是防治哮喘的重要穴位。

3.

现在“低头族”越来越多，导致肩颈痛的患者逐渐增多，中医有没有好的防治办法？颈椎按摩器可以治疗肩颈痛吗？

中医认为“低头族”长时间不当姿势导致肩颈气血不通、经络瘀堵，使得风寒湿等邪气更容易侵袭人体，引发疼痛、僵硬甚至手麻、头晕。日常生活中，如果有颈部疼痛、肩部僵硬、手臂麻木、头痛、眩晕等症状，或者在颈部前屈后仰、旋转以及肩部环转过程中活动受限、疼痛麻木等，说明可能存在颈椎问题。

推荐几个中医缓解肩颈痛的方法。按摩肩井穴、风池穴、手三里穴等穴位，每个穴位 1~3 分钟，感到酸胀为宜；艾灸大椎穴，每次 15 分钟左右，以祛寒湿、改善气血循环、缓解僵硬疼痛；还可以用艾叶、红花、伸筋草等中药热敷 15~20 分钟，有活血化瘀、温经止痛的作用，但过程中要避免烫伤，过敏患者禁用。还可以通过颈部绕环、旋肩舒颈、双手托天等动作放松肌肉，缓解疼痛不适。

轻至中度肩颈肌肉痛可用颈椎按摩器促进血液循环、缓解肌肉紧张。颈椎病急性发作期、肩颈病情较严重的患者，如出现放射痛、麻木、感觉异常、运动异常等，应避免使用，并及时就医。

4.

过敏性鼻炎越来越多，有的人用了很多办法，但改善效果也不明显，干脆就不治疗了，这样做有没有风险？如何科学防治过敏性鼻炎？

过敏性鼻炎如果不接受规律治疗，容易发展成过敏性哮喘。我们的鼻腔和气管是相连的，鼻子的过敏如果不积极治疗，可能会引发鼻窦炎、中耳炎，且向下累及咽喉部、气管支气管，引起反复咳嗽或伴胸闷，临床称之为咳嗽变异性哮喘；出现喘憋、呼吸困难、支气管收缩痉挛等症状，可能已经进展成较为典型的哮喘。所以，规范治疗过敏性鼻炎是预防发展成哮喘的重要措施。

过敏性鼻炎可防可治。具体来说，首先应明确过敏原，根据过敏原进行精准防治，要注意以下方面。一是尽可能避免接触过敏原，改善环境：如对尘螨等室内过敏原过敏的患者，建议常开窗通风，保持室内清洁干燥；对花粉等过敏的，花粉季节建议关闭门窗，应用空气净化器，定期清洁空调滤网，减少外出，外出佩戴口罩等。二是调整生活方式，如适度规律运动，保证睡眠，减轻压力等。三是药物治疗，根据医生建议正确使用生理盐水冲洗鼻腔，根据病情规范使用口服抗组胺药物、白三烯受体拮抗剂、鼻喷抗组胺药物和鼻喷糖皮质激素等，或可以联合中医药疗法，如针灸疗法等。四是中重度过敏性鼻炎可以在医生指导下进行脱敏治疗，降低对过敏原的敏感性，阻止或延缓过敏性鼻炎到哮喘的进程。

5.

慢性阻塞性肺疾病患者是否会在立夏节气症状加重？应当如何做好防护？

夏季气温升高，支气管舒张，慢性阻塞性肺疾病患者可能感觉呼吸顺畅、症状减轻，病情相对稳定，但这并非痊愈，夏季的某些因素仍可导致病情加重。空调使用不当导致室内外温差大或者空调滤网不洁，都可能诱发呼吸道感染，从而引发慢性阻塞性肺疾病患者症状急性加重；立夏后空气中霉菌含量增高，如果患者对霉菌过敏，未加防护的慢性阻塞性肺疾病患者症状也会加重。

因此，慢性阻塞性肺疾病患者夏季仍须坚持规范治疗，合理使用空调，并定期清洁滤芯，及时加减衣物，防止呼吸道感染；同时保持室内清洁干燥，减少霉菌滋生。特别要注意的是，戒烟是延缓慢性阻塞性肺疾病患者肺功能下降的重要措施。另外，对慢性阻塞性肺疾病患者的长期心理支持、提高生活质量也是至关重要的。

6.

关于哮喘有多种说法，如“家族中没有患哮喘的，就不会得哮喘”“激素治疗哮喘会成瘾”“女性哮喘患者不能怀孕”“夏季雷雨天会发生雷暴哮喘”等，这些说法是否正确？

虽然哮喘和过敏性疾病都有遗传倾向，但即使父母没有哮喘，子女也可能患哮喘，这是隐性基因或多基因遗传的特性决定的。同时，环境因素如烟草暴露、感染、过敏原接触等，也会诱发哮喘。

使用糖皮质激素治疗哮喘不会成瘾。哮喘是一种慢性气道炎症，需要长期接受规律性治疗。目前，吸入性糖皮质激素是治疗哮喘的常规用药。从药理学上来看，这不是一种成瘾性药物，停用后也不会出现戒断症状，大家可以遵医嘱放心使用。

女性哮喘患者可以怀孕。很多哮喘吸入制剂可以在妊娠期使用。如果女性哮喘患者在妊娠期间不规范用药，有可能出现哮喘症状波动或急性发作，造成胎儿宫内缺氧，影响胎儿的发育。在此特别提醒大家，女性哮喘患者在怀孕期间一定要进行哮喘的规范治疗。

雷暴哮喘是真实存在的。在雷雨前，空气湿度变大，空气中的花粉颗粒吸水后，体积也会变大。当有雷暴时，花粉被瞬间击碎，变成更细小的微粒体，更容易进入下呼吸道，引起或加重哮喘症状。而且霉菌过敏的患者，在雷暴天气也会诱发哮喘急性发作。春末夏初乃至夏秋季多有雷雨天气，过敏性鼻炎和/或哮喘的患者应进行规范治疗，雷雨天减少外出，备好速效支气管舒张剂等急救药物。

7.

当哮喘患者出现运动后咳嗽、夜间憋醒等“预警信号”时，是否需要调整用药或及时就医？哮喘急性发作时，如果没有及时正确的处理，会不会危及生命？

当哮喘患者在运动后出现咳嗽加重、伴有喘息或夜间憋醒等症状时，提示患者的哮喘病情出现波动，有可能出现急性加重，此时，需要增加常规吸入性制剂，如使用吸入性糖皮质激素和支气管舒张剂联合制剂，或者使用速效支气管舒张剂。观察 20 分钟如果不能缓解，再使用一次。这样做可帮助患者缓解气管痉挛引起的咳嗽、喘息症状，避免出现呼吸困难等更严重的症状，还可进行居家雾化治疗，配合使用雾化用的激素和支气管舒张剂。

当哮喘急性发作时，如果没有及时正确地处理，可能会危及生命。再次提醒大家，每位哮喘患者都应该常备速效吸入支气管舒张剂。此外，首次吸入速效支气管舒张剂 2~4 吸，喘憋不缓解，20 分钟后重复吸入 2~4 吸，再 20 分钟后仍不缓解的，此时便必须急诊就医，先拨打 120 急救电话，在等待 120 急救车时再次吸入 2~4 吸。

8.

生活中一些小创伤如扎伤、割伤等难免，什么样的伤口发生破伤风风险较高？有这类伤口后个人应该如何处理？

破伤风梭菌在自然环境中广泛分布，在土壤、灰尘、污水等环境中都可以长期存活。如果我们的皮肤、黏膜存在破口，且伤口接触到了含破伤风梭菌的污染物，破伤风梭菌就有机会进入我们体内，在缺氧环境下大量繁殖、引起破伤风发病。日常生活中，穿刺伤、烧烫伤、挤压伤和动物致伤等是常见的感染途径。

有人觉得如果伤口不是很严重，自己处理一下就可以。确实，生活中大部分小伤口不会感染破伤风。但是，临床上也有一些小伤导致破伤风发病的病例报道，如劳动过程中被割伤、被树枝扎伤等，这主要是因为早期忽视或自行处理不到位。没有规范注射破伤风疫苗的人群更容易感染。在此提醒大家，受伤后应尽快使用流动清水或生理盐水充分地冲洗伤口。如条件允许，应使用有一定压力的水流冲洗，并在水流冲洗的同时用无菌纱布或无菌棉球擦拭创面。但是，如果伤口接触了泥土等污染物，尤其是伤口窄而深、化脓、清理不干净、存在异物等情况，不要仅靠自行简单处理，要尽早前往医疗机构进行规范处置。

提前接种含破伤风类毒素成分疫苗是预防破伤风最好的办法。一般情况下，接种过三针及以上疫苗的，5 年以内受伤无须额外预防；超过 5 年只需要加强一针破伤风疫苗。

9.

立夏时节，随着气温的升高和降雨的增多，蚊虫开始大量繁殖，这增加了流行性乙型脑炎（简称乙脑）传播的风险。近年来，我国乙脑的流行情况如何？公众应该如何做好个人防护，避免感染？

近年来，我国乙脑一直处于低水平流行，年报告病例数在 100~200 例。儿童因广泛接种乙脑疫苗，发病率大幅降低。人群对乙脑病毒普遍易感，感染后多数人没有症状或症状很轻，少数出现典型乙脑症状，随着病情进展可能会出现高热、意识障碍、抽搐等表现，严重者出现呼吸衰竭。乙脑的病死率高，部分病例可有严重后遗症。

乙脑是疫苗可预防的疾病，适龄儿童按照国家免疫规划程序，接种乙脑疫苗可有效预防发病。由于蚊子是乙型脑炎病毒的主要传播媒介，因此防蚊和灭蚊也是预防乙脑的重要措施。可以采取的措施包括使用蚊帐、蚊香、驱蚊剂等防止蚊虫叮咬；户外尽量穿浅色长衣长裤；清洁居住周边环境，远离猪圈等养殖区等。此外，也要提醒公众，在做好个人防护措施的同时，要提高对乙脑早期症状的警觉性，若出现急起发病、持续高热、意识模糊或抽搐等症状，应立即就医。

10.

常有网友调侃，人到中年，发量稀疏。越来越多人受脱发问题困扰。造成脱发的原因有哪些？如何预防和治疗？

脱发与遗传因素、性激素水平波动、营养不良、精神压力、物理化学因素及头皮疾病等多种因素相关。一般而言，正常人每天会有约50~100 根头发脱落，也会不断有新的头发长出来，所以整体发量呈现动态平衡。季节、年龄、妊娠等变化也会影响头发的脱落及生长。

在日常生活中，保持规律作息、减少精神压力、饮食营养均衡以及科学护发，有助于预防和减缓脱发。另外，要注意烫发、染发的频率。有脱发问题的人群，烫发最好间隔半年以上，染发间隔三个月以上，不要过于频繁。

如果每天头发脱得过多，持续时间两三个月，就属于异常情况。当出现发量越来越少，一些区域的毛发遮盖不住下面的头皮；头发呈区域性脱落；脱发的同时发质出现改变，如头发细软、油腻、皮屑增多等，要考虑存在病理性脱发。

针对不同类型的脱发，治疗方法有所不同。最常见的雄激素性脱发，主要疗法包括口服药、外用药、物理治疗和手术四个方面。药物治疗建议在医生指导下使用。物理治疗包括微针治疗、低能量激光治疗等。植发手术适用于某些雄激素性脱发患者，并不适用于所有脱发患者，植发手术一定要在医疗机构进行，植发手术前需进行仔细的评估。

11.

不少孩子进入青春期后开始长“青春痘”，是不是过了青春期以后就不再长了？有些人使用“刷酸”等方式治疗青春痘，这种方式科学吗？

“青春痘”是痤疮的俗称，好发于面部，其次是胸部、背部、肩部，甚至可以发生在臀部等部位，多为对称性分布。“青春痘”在12岁前发病，称为青春早期痤疮；13~24岁发病，为青春期痤疮；25岁以上发病，为青春期后痤疮，痤疮也可以发生在30~40岁的女性，这与焦虑及慢性压力有关。痤疮的发病原因涉及多种因素，主要包括内分泌异常、毛囊皮脂腺导管角化异常、微生物感染、炎症反应及遗传与环境因素。

痤疮患者日常生活中要注意控油保湿，去除皮肤表面多余油脂、皮屑和微生物的混合物，但不能过度清洁，更忌挤压和搔抓皮肤。清洁后，根据自己的皮肤类型，选择相应护肤品配合使用，如控油保湿类或者舒敏保湿类等。

“刷酸”（化学剥脱术）是治疗痤疮的新方法。“刷酸”（如果酸、水杨酸）可松解角质细胞间的连接，促进老化角质脱落，疏通堵塞的毛囊皮脂腺导管，减少粉刺（黑头、白头）的形成。此外，水杨酸具有脂溶性，能穿透毛囊皮脂腺单位、溶解过度堆积的皮脂，水杨酸还具有抗菌特性，可直接抑制痤疮丙酸杆菌的生长。此外，“刷酸”还能刺激真皮胶原再生，改善痤疮遗留的凹陷性疤痕，“刷酸”也能促进表皮细胞更新，加速炎症后色素沉着的代谢。“刷酸”需要在专业医生的指导下进行，以确保安全和治疗效果。不是所有人都适合“刷酸”，孕妇和哺乳期妇女、对水杨酸类成分过敏者、皮肤干燥或敏感、治疗区有未愈合的创面、活动性感染（如单纯疱疹、脓疱疮）、近2周有过暴晒史等人群应避免“刷酸”治疗。不建议自行进行“刷酸”治疗，须经医生评估后进行治疗。

12.

夏季来了，很多人又都开启了防晒模式，为了保护皮肤不被晒黑而“全副武装”，是否属于过度防晒？会不会影响维生素D的合成？

夏天到了，很多人有防晒需求，建议大家科学防晒。

一是要避免过度暴晒。长期或强烈紫外线照射会增加皮肤癌的风险,还可能导致皮肤老化、白内障等问题,所以,夏季建议在紫外线相对较弱的时间段,如10点前或16点后,进行户外活动,同时可采用使用防晒霜、佩戴宽边帽子及太阳镜等防晒措施,以保护皮肤及眼睛。

二是避免过度防晒。过度防晒会阻碍维生素D的合成,对健康产生一定影响。维生素D对人体非常重要,它能促进钙的吸收,维持骨骼健康。适当的阳光照射有助于维生素D的合成。晒太阳的时长因人而异,一般健康人每天晒太阳10~20分钟即可满足身体对维生素D的需求。

13.

有不少网友表示,湿疹总是容易反复发作,这是为什么?湿疹可以被根除吗?因为皮肤痒、痛、红,很多湿疹患者会涂抹激素类药膏,适宜长期使用吗?

湿疹容易反复发作,这主要与其发病机制有关。湿疹是由多种内外因素引起的皮肤炎症,和遗传、免疫、环境因素等有关,我们很难将所有因素一并消除,因此很难做到根治。

在日常生活中,患者要注意避免诱发因素,如过敏原、刺激性物质等;要保持皮肤湿润,洗澡后可以涂抹润肤乳,同时避免频繁洗澡,不要用过热的水洗澡,水温尽量保持在37℃左右,北方干燥地区或冬季可搭配室内加湿器;要保持良好的生活习惯和心态等，以减少湿疹的复发。

湿疹患者应在医生指导下，根据病情选择合适的治疗方法，如轻度使用保湿剂、外用药物等。中重度湿疹需要口服抗组胺药物、生物制剂或小分子靶向药物等。

激素类药膏可以有效缓解湿疹症状，但不适合长期涂抹。长期或不当使用激素类药膏可能会导致皮肤变薄、色素沉着、激素依赖性皮炎等问题。激素类药膏应在医生指导下使用，以确保安全有效。

【国家卫生健康委例行健康提示】

医疗科普是短视频平台的热门话题，越来越多的医生通过直播和短视频传播健康科普知识。但是有的“网红医生”把医疗科普当做牟利工具，滥用专业权威为自己背书，假借科普名义违规导医导诊、线上问诊、线下引流、直播带货甚至高价开药，还有的通过夸大治疗效果、虚构病例、杜撰故事等手段误导公众、敛财牟利。

国家卫生健康委提醒您，这些行为严重违反了互联网诊疗管理和广告管理相关法律法规，请大家不要轻信，防止上当受骗。按照有关规定，患者需在线下实体医疗机构完成首诊并明确诊断后，才可通过具备资质的互联网医院进行复诊，生命健康不是儿戏，医疗质量安全是底线。大家可登录国家卫生健康委官方网站“服务”栏目查询全国医疗机构信息。下一步，我委将与相关部门一同，加大互联网健康科普乱象整治力度，维护人民群众健康权益。

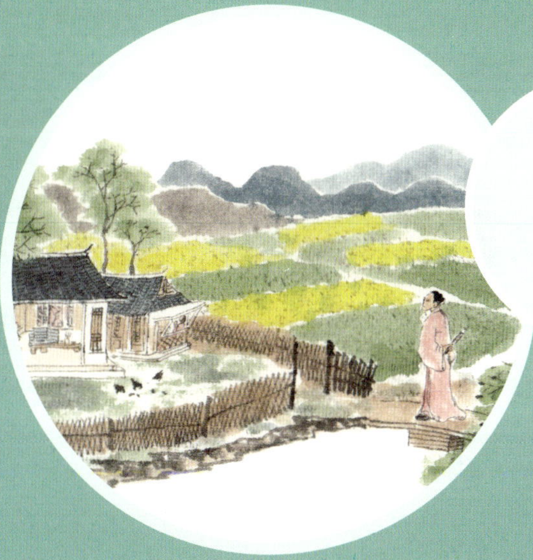

小满

小满是二十四节气中的第八个节气，其间，南方地区雨水渐盛，江河小得盈满。北方地区麦类等夏熟作物籽粒虽未成熟，但是已经开始饱满。

小满时节，气温升高，易使人心情烦躁、焦虑，须注意养心安神，调节情志。吃动平衡是保持健康体重、预防慢性疾病的关键一招，倡导大家要规律进食，避免暴饮暴食，适量增加运动，培养健康的生活方式和膳食习惯。

1.

民间有“小满不吃生冷”的说法。小满节气，在饮食方面应该注意些什么？

小满时节天气渐热，随着自然界阳气升发，人体的阳气也随之向外散发，加上入夏后雨水增多，湿度增大，也容易损伤阳气。这时进食较多寒凉食物易损伤脾阳，导致脾胃运化功能失调，出现腹痛、腹泻、食欲不振等症状。特别是老年人、儿童和体质虚弱者，更应注意。所以民间有“小满不吃生冷”的说法。

小满天气逐渐炎热，人体容易出现燥热上火的症状，吃些寒凉食物可以消暑降温，所以民间有“小满见三鲜”之说，就是指多进食苦菜、苦菊、苦瓜这些清热解暑的应季蔬菜。尤其是平时容易上火的人群，在小满时节可以适当食用一些具有清热利湿或健脾生津作用的食物，如冬瓜、西瓜、荸荠、藕、绿豆，也可饮用菊花茶、银耳汤等。

小满节气阳气容易受损，所以寒凉食物需要适度。特别是对于平时脾胃虚寒的人群，尤其要注意保护脾胃阳气。可以多进食薏苡仁、莲子、山药、白扁豆、茯苓这类健脾益气祛湿的食物；进食海鲜等寒性食物的时候，可以加一些姜末、蒜末、黑胡椒，以中和寒性，固护脾胃。平时也可以喝些苏叶、陈皮水。

2.

小满时节气温逐渐升高，如果工作忙碌、压力大，人们很容易出现失眠、多梦等睡眠问题，有没有小满时节调养心神、改善睡眠的建议？

中医认为，平息亢奋的阳气和滋补耗损的阴津是改善睡眠质量的重要因素。所以我们要保持心情舒畅、选择一些舒缓的运动、规律作息，以调养心神。

对于入睡困难、焦躁不安者，可以按揉一些镇静安神的穴位，用中指点压百会穴，让自己逐渐放松安静；双手拇指按压风池穴，中指按压肩井穴，帮助减轻肌肉紧张。力度由轻到重，以自我感觉耐受为度，每穴按压 1 分钟左右。

如果睡眠质量不高，思虑重、做梦较多，白天疲乏没有精神，平时可以多按揉手少阴心经的穴位，心经位于上肢内侧后缘，可以按揉，或者上举双臂相互碰撞叩击。还可以取莲子 30g，百合 30g，远志 9g，3~5 枚红枣，与适量冰糖、清水同煮，有健脾养心安神的作用。大火煮沸后转小火煮 30 分钟后即可食用，注意糖尿病患者不宜加冰糖。

若常感心烦意乱、口舌生疮、小便色黄，凌晨三四点容易醒，可使用淡竹叶 10 克、莲心 3 克、炒酸枣仁 15 克，煮水代茶饮清心安神。

3.

《黄帝内经》提到“夏三月，夜卧早起”，夜卧和早起的标准是什么？俗语有“睡好两觉，胜过补药”的说法，“两觉”指的什么，怎样才算睡好？在夏季是不是可以适当熬夜？

“夜卧早起”强调夏季作息应顺应自然规律，适当调整睡眠时间。夏天我们可以适度晚睡，但不宜过晚，11点前（即子时前）进入梦乡较好。这时阳气最弱，需要及时让“阳入于阴”。早上，随着太阳升起，人体肺气得以宣发，宜在6点左右起床，并进行适量运动，以助体内阳气升发。

“两觉”是指夜间睡眠和午间小憩。夏季白天长，除了确保夜间高质量睡眠外，白天也应适当休息。午休可安排在11点至13点间，这是手少阴心经主时，小憩20分钟左右，有助调养心神，但不宜时间过长，以免影响夜间睡眠。要想“睡好两觉”，一是保持规律作息，每日尽量在同一时间就寝与起床，避免熬夜；二是睡眠环境尽量安静、遮光等；三是尽量放松身心，避免睡前过饱或过饥，胃和才能卧安。

4.

2025 年全民营养周主题是“吃动平衡、健康体重、全民行动”。如何在吃得营养的情况下保持健康体重?

保持健康体重,将 BMI、体脂率和腰围保持在合理水平,是维护健康、降低慢性病风险的基础。而体重异常,特别是超重和肥胖,是导致心脑血管疾病、糖尿病和部分癌症等慢性病的重要危险因素。

享受营养美味与保持健康体重并不矛盾。建议从改变一些小的生活习惯做起,包括:每日规律进食,定时定量;养成每餐吃七分饱的习惯,避免暴饮暴食和情绪化进食;少吃精制主食和甜食,保证粗粮全谷物比例;细嚼慢咽,避免进食过快,每餐进食时间 20 分钟以上;吃动平衡,如某餐进食偏多,可增加运动,或下一餐减少进食量来维持能量平衡。要对自己体重变化保持一定的敏感性。每周测量体重,有条件的也可每日监测,发现体重在 3 月内变化超过原体重的 5% 要及时寻找原因,必要时可以寻求医生和营养师的帮助。

夏季将至,水果、冷饮等含糖食物的摄入可能增多。每天摄入 200~350g 新鲜水果为宜,注意果汁不能代替鲜果。同时不喝或少喝含糖饮料。

5.

有人说不吃晚饭就能减肥，有的说减肥期间可以偶尔吃“放纵餐”，还有人说“我是天生易胖体质，喝凉水都长肉”，这些说法对吗？该如何科学减重？

减重关键是摄入能量小于消耗量，使能量“入不敷出”。在少吃的同时，保持每日三餐规律进食，更有利于保持胃肠道合理节律，有利于维持肠道菌群正常，有利于保持血糖平稳。而不吃晚饭，空腹时间过长，下一餐饥饿感更强，容易报复性饮食。有人还会导致夜里出现低血糖反应，对健康不利。当然，晚餐宜少量清淡易消化。同时，应强调的是，在降低能量摄入的同时，要保持蛋白质、微量营养素等均衡，甚至要增加蛋白质摄入。减脂同时要注意增肌，一味少吃而忽略营养均衡，可能导致肌肉损失，对健康不利。

不提倡减肥期间吃“放纵餐”。“放纵餐”可能导致减重中断，前功尽弃。如果一餐过量，不必纠结，可在下一餐适当减量，同时增加运动，保持总能量不超标。

“喝水都胖”并无科学道理。所谓“天生易胖体质”，更多体现的是肥胖遗传背景。肥胖是遗传背景和后天生活方式交互作用的结果。即使存在肥胖家族史，建立良好生活方式，保持合理膳食和适量运动，也会降低肥胖风险。必要时可寻求医务专业人员帮助。

6.

现在不少孩子爱吃零食、爱喝甜饮料，体重超标，有家长认为“孩子小时候胖不用管，长大后自然能瘦”，这种说法正确吗？能否从一日三餐入手，给家长一些简单实用的健康饮食搭配建议？

所谓“孩子小时候胖不用管，长大后自然能瘦”的想法不正确。儿童青少年肥胖可持续至成年期，增加多种慢性病风险。小时候越胖，发展为成人肥胖的风险就越高。要强调的是，肥胖并不意味着营养好，恰恰相反，肥胖是一种营养失衡的表现，必须及时纠正。每年5月20日是中国学生营养日。健康体重管理要从娃娃做起，贯穿全生命周期。

很多学生、上班族都是吃食堂或外卖，建议在选择外卖时，尽量选低油、低盐餐食，给商家备注上写明尽可能少油少盐。餐食搭配尽量丰富多样化，蔬菜量最好占总食物量的一半，多选择深色蔬菜，主食也注意多选用一些杂粮饭。尽量避免含糖饮料。学生和上班族也可自备坚果、酸奶、水果等，补充外卖的营养不足。

7.

电子设备使用时间过长可能导致久坐和食用零食过量，该如何引导孩子采用健康的生活方式？

长时间使用电子设备容易引发久坐和零食过量问题，进而影响视力、体重，甚至睡眠。儿童青少年应限制看屏幕的时间。

可以通过以下方法进行限制。一是规划屏幕时间。建议学龄儿童每天屏幕娱乐时间不超过 1 小时，分 2~3 次，每次不超过 20 分钟，睡前 1 小时不用电子设备。二是可以设置“屏幕时间银行”的奖励机制，如用户外运动时间来兑换屏幕游戏时间。三是家长以身作则，要减少屏幕时间，和孩子一起多运动，如打羽毛球、游泳、跳绳等。屏幕时间管理的重点不是完全禁止，而是让孩子慢慢养成“少坐多动”的健康生活方式。

临床中发现，肥胖的小孩大多爱吃零食、甜食、油炸食品。孩子们零食吃多了，就会影响正餐，而且会增加体重，引起肥胖。给大家一个零食管理小妙招：那就是用健康零食作为替代，把薯片、糖果换成水果、坚果或酸奶，减少高糖高能量零食摄入。

8.

儿童与成人肥胖的判定标准有什么不同？儿童青少年时期体重管理方面有哪些注意事项？

儿童与成人肥胖的判定标准不同。成人 BMI 在 24~28kg/m^2 之间为超重，BMI 大于 28kg/m^2 为肥胖，儿童则根据同年龄、同性别的 BMI 百分位判定，超过 95% 为肥胖，在 85%~95% 之间为超重。

儿童青少年肥胖症大多数属于营养性肥胖，吃得多运动少所致。除了肥胖本身外，还可能引起一些并发症，如血脂代谢异常、高尿酸血症、肝功能损害、脂肪肝、高血压、糖尿病或者糖尿病前期的高胰岛素血症等。

青少年肥胖或超重减肥，不是吃得越少越好，均衡饮食非常重要。青少年处于生长发育时期，如果一味地刻意少吃，蛋白质等各种营养素摄入不足，会影响孩子生长发育。建议吃健康的食物，摄入适量优质蛋白质如鱼、虾、牛肉等，足量的新鲜蔬菜，适量的瓜果、坚果、奶制品等，少摄入油脂，少喝奶茶、含糖饮料等。另外，还要注意吃饭的顺序，先吃蔬菜，再吃肉，最后吃少量主食，主食体积大约是自己拳头的 1/2~1/3。

建议 3~5 岁学龄前儿童应全天间断性进行体育活动，6~17 岁的儿童和青少年应每天进行 60 分钟或更长时间的中度至高强度运动，幼儿园、学校和家庭要进行引导或安排。

另外，体医融合在健康体重管理、慢性病管理中发挥重大作用。比如在肥胖减重治疗中，体育机构提供运动指导，医疗卫生机构进行医学监测，共同为肥胖者制订个性化治疗方案，提升治疗效果。

9.

青春期孩子容易情绪多变，出现哪些苗头家长就该重视孩子的心理问题？如何通过心理干预和家庭支持来缓解青少年的焦虑、抑郁等情绪？

青春期的孩子情绪多变，如果出现下面这些苗头，则可能出现了心理问题，应引起家长重视。一是情绪方面，长期情绪低落、无故哭泣、情绪波动大、易激惹。二是行为改变，突然变得孤僻，不愿与人交流、不愿参与活动。三是作息紊乱，昼夜颠倒。四是出现自伤行为，如划手臂等。五是学习状态，成绩大幅下滑，对学习失去兴趣，不愿上学。六是生理表现，不明原因的头痛、胃痛、食欲不振或暴饮暴食。

可以通过以下方法进行心理干预。一是认知行为疗法，帮助青少年识别扭曲思维，觉察“灾难化的想象”如“考试考砸了人生就完了”或自我否定等消极思维模式。二是正念与情绪调节，引导练习呼吸冥想、身体扫描，缓解焦虑引发的躯体反应如心悸、手抖等。三是艺术与表达性治疗，通过绘画、音乐或戏剧释放难以言说的情绪，尤其适合低龄或抗拒谈话的青少年。参加具有一定对抗性的体育运动也有助于心理健康和情绪调适，如打篮球、踢足球等。

家庭支持行动包括以下方面。一是营造温馨和谐的家庭氛围,减少家庭矛盾冲突,给孩子足够的安全感。二是建立平等的沟通模式,尊重孩子想法,不轻易批评指责。三是培养孩子的兴趣爱好,让孩子在文体活动中释放压力,融入集体、团体,获得支持和成就感。四是家长以身作则,以积极乐观的态度面对生活,为孩子树立榜样。

10.

孩子成绩差、学习困难背后隐藏着哪些“秘密”?当孩子对上学说“不”,他们的内心世界到底发生了什么?家长该如何正确应对?

成绩差、学习困难背后原因大致包括:一是学习能力问题,可能存在阅读、书写、运算等方面的学习障碍,影响知识吸收。二是学习方法不当,未掌握有效的学习策略,如不会总结归纳、不懂时间管理。三是情绪问题,焦虑、抑郁等负面情绪会分散注意力,影响学习动力。四是家庭环境,家庭氛围不和谐、家长过度施压,都可能影响孩子学习状态。

孩子说“不想上学”的内心想法包括:一是害怕失败,担心成绩不好被批评,产生逃避心理。二是社交困扰,在学校与同学、老师关系不融洽,不愿面对。三是学习压力大,任务繁重,力不从心,渴望解脱。

这时候家长应该做到：一是耐心沟通，营造轻松氛围，倾听孩子心声，了解真实想法。二是寻求专业帮助，评估是否存在学习障碍或心理问题，要及时引导支持。三是调整教育方式，不过度施压，多鼓励肯定，与孩子一起制订学习计划，找到适合的方法。

11.

百日咳传播途径和易感人群是什么，该如何预防？有的人说百日咳病例主要是儿童，成人不需要预防，还有的说孩子即使接种过百日咳疫苗后续也会发病，所以没必要接种。这些观点正确吗？

百日咳是由百日咳鲍特菌感染引起的急性呼吸道传染病，主要通过飞沫传播，传染性强，各年龄均可发病，没有接种疫苗的婴幼儿发病风险最高，而且年龄越小，重症和死亡风险越高。青少年和成人百日咳，因症状相对较轻，容易被忽视，但作为传染源，可能会传染身边的儿童。绝大部分婴儿病例，发病前家庭成员中都有咳嗽患者。因此无论儿童还是成人，出现持续咳嗽等症状，都应尽早就诊；如确诊百日咳，尽量避免接触孕妇和婴儿。

百日咳可通过疫苗预防，对预防重症和死亡有较高的保护效果，接种 1 剂就可使死亡风险下降 70% 以上。2025 年 1 月，我国实施了新的百日咳免疫程序，儿童在 2、4、6、18 月龄和 6 周岁各接种 1 剂吸附无细胞百日咳 - 白喉 - 破伤风联合疫苗（简称百白破疫苗）。

适龄儿童要及时、全程接种百白破疫苗。此外，日常开窗通风，咳嗽、打喷嚏时用手肘或纸巾掩住口鼻等，也有助于预防百日咳。幼儿园、中小学要做好日常清洁通风，落实晨午检、因病缺勤缺课登记，若学生出现咳嗽，尤其是持续性咳嗽等症状，应密切关注、尽早就医。

12.

结核病是如何进行传播的？哪些人容易得结核病，得了结核病会有哪些表现？又该如何防控？

结核病是由结核分枝杆菌引起的慢性感染性疾病，可分为肺结核和肺外结核，其中肺结核占 90% 以上，为我国法定乙类报告传染病。肺结核主要通过空气传播，患者咳嗽、打喷嚏、大声说话时产生的带菌飞沫，或随地吐痰产生的带菌尘埃，健康人吸入后都可能引起感染。

人群普遍易感，特别是免疫力低的人群，如老年人、儿童、糖尿病患者、人类免疫缺陷病毒感染者、尘肺患者、长期使用糖皮质激素或免疫抑制剂的人群。肺结核的常见症状包括咳嗽、咳痰、痰中带血、咯血、胸痛；患者常有午后低热、睡眠时出汗、睡醒后出汗停止的情况；另外还有食欲差、疲乏和消瘦等全身症状。

做好结核病的防控，需要从控制传染源、切断传播途径和保护易感人群三个方面入手。首先，要早期发现结核病患者，患者确诊后要严格遵医嘱服药，定期复查。只要坚持规范治疗，绝大部分患者可以治愈，并能有效减少传播的风险。其次，要针对新发现的肺结核患者的密接人群，开展结核病排查。最后，适龄儿童应尽早接种卡介苗，预防结核性脑病、粟粒性结核等严重疾病；对发病风险高的结核潜伏感染者，要进行预防性治疗。同时，通过均衡饮食、加强营养、适量运动、充足睡眠等健康生活方式提高自身免疫力。此外，还须加强学校结核病防控，加强筛查：如加强教室、宿舍日常通风，做好学校晨午检和因病缺课追踪。

13.

针对呼吸道感染，有哪些防控建议？

建议大家采取以下措施来预防呼吸道传染病。

一是外出旅行要合理安排时间，提前了解目的地疾病流行情况。长途旅行长时间乘坐密闭交通工具（如飞机、火车等）时，建议佩戴口罩，特别是老年人要注意做好个人防护。

二是在日常生活中要保持良好个人卫生习惯，勤洗手，多通风。咳嗽或打喷嚏时，用纸巾、毛巾或手肘遮住口鼻。注意手卫生，避免用不洁净的手触摸眼、鼻、口。

三是建议低龄儿童、老年人及慢性病患者等免疫力较弱人群，接种预防呼吸道传染病的相关疫苗。要及时关注这类人群的健康状况，及时采取防护措施，出现发热、咳嗽或其他呼吸道感染症状时，及时就诊。

最后，建议大家要均衡饮食、适量运动和充足休息，养成健康生活方式，增强身体免疫力。

【国家卫生健康委例行健康提示】

越来越多的群众重视“体重管理”，也有不少热心公益的医疗卫生机构和专家，通过门诊、公众号或录播直播等方式传播健康体重管理知识。但是，也有一些不良商家或者网络营销号，假借“体重管理”兜售减肥“神药”、假药或渠道不明的处方药，有的甚至误导审美观尚未成熟的未成年人追求不切实际的减重效果，曲解了健康体重管理的本意，严重损害了群众的生命健康和财产安全。

国家卫生健康委提醒您，健康体重管理最安全有效的方法是坚持健康生活方式，合理膳食、科学运动，也就是大家经常讲的“管住嘴、迈开腿”。大家可以通过“健康中国”公众号，或者当地卫生健康部门、医疗卫生机构的官方公众号等渠道获取权威信息。经评估需要通过药物或者手术减重的患者，必须遵医嘱、由医疗机构提供相关服务。大家可登录国家卫生健康委官方网站“服务”栏目查询全国医疗机构信息，也可以根据需要到当地医院的减重门诊或内分泌科、消化科、营养科、中医科等相关科室咨询。无论何时，医疗质量安全都是底线。

『时令节气与健康』你问我答 2

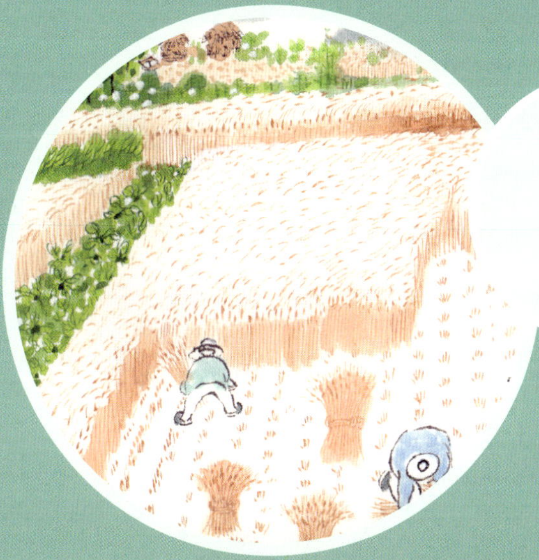

芒种

芒种是仲夏时节的正式开始，气温升高降水多，空气湿度增加后，人们难免感到不适。养生要遵循晚睡早起，中午宜小憩，重视睡子午觉。暑气继升，耗气伤津，所以要及时补充体液，健康饮水尤为重要。饮食应当清淡，不肥腻厚味，多吃杂粮，不过多食用热性食物。

1.

芒种时节逐渐“湿热交蒸”，有些人易出现食欲不振、疲倦乏力、失眠多梦等表现，在饮食方面应该注意什么？有没有食疗方或代茶饮推荐？

芒种节气正值仲夏，湿热交蒸，易伤脾胃、困扰心神，此时人体容易疲乏、倦怠。日常起居须注意防暑祛湿、健脾养心。夏季昼长夜短，应调整作息时间，调节情绪，静心养神。

饮食调理须遵循“清补祛湿、健脾养心”原则，民间有“芒种食姜，胜似参汤”“冬吃萝卜夏吃姜”之说，即晨起含姜片或饮姜枣茶，可温中散寒，适用于长期在空调环境工作的人群。日常可食用时令果蔬如冬瓜、苦瓜、莲子等，可清热解暑、宁心安神。代茶饮推荐三豆饮，选用赤小豆、绿豆、黑豆煎煮代茶，清热利湿，预防暑热。此外，还可选择乌梅山楂饮生津止渴、消暑宁神。

但需要注意的是，不要过食生冷，以免寒湿困脾，引发腹泻；少食油腻辛辣，防湿热内生。

2.

学生长时间用眼学习，容易出现视疲劳、眼干眼涩，能否给出一些护眼方法呢？

芒种起进入仲夏，天气越来越热，此时人体心火旺盛，长时间用眼易导致心肝火旺，出现目赤干涩、视物模糊等症状。对于备战高考的学子，高强度用眼更需要注重科学护眼，要保持良好的读写习惯，确保学习灯光均匀柔和，避免屏幕过亮或过暗。中医认为“肝开窍于目”，肝血充足则目明神清，推荐饮用菊花玫瑰陈皮茶，以疏肝清热、祛湿明目。

考生还可以通过简易护眼方法缓解视疲劳。熨目法，用搓热的掌心轻敷双眼，促进眼周血液循环；穴位按压，轻柔按压睛明穴、太阳穴，每个穴位按压 5 秒，重复 3 组；瞬目训练，有意识地眨眼 10 次，以减轻眼干涩症状。若出现眼干涩、视物模糊，短时间不能缓解，建议及时就医检查。

3.

每年都有高考考生因过度紧张出现身体不适，对此，中医有什么建议？

考试前一周宜进行身心调适。可采用安神定志法：按揉内关穴、神门穴，每穴按压 3 分钟，宁心安神。服用甘麦大枣汤：甘草 10 克、浮小麦 30 克、大枣 5 枚煮水，养心缓急。忌盲目进补：家长常犯“考前大补”误区，如给孩子食用人参、鹿茸，易致上火、失眠。建议饮食清淡易消化，如清蒸鱼、山药粥等。

考试前建议考生熟悉考场周围环境，考试当天如心慌紧张，可采用“316 深呼吸法”：吸气 3 秒、屏息 1 秒、呼气 6 秒，配合点按劳宫穴（握拳时中指指尖处），平复情绪；若身体不适仍不缓解，须及时告知老师及考场监考人员。

忌食肥甘厚味、辛辣刺激食品，如肥肉、油炸食品等。早餐宜清淡富有营养，如牛奶、鸡蛋、小米粥、香蕉等；中午可食清炒时蔬（如菠菜、苋菜），搭配鱼、虾、鸡等，少油少盐，避免午后犯困。

考生须保持规律作息，午间小憩，避免熬夜耗伤阴血，放平心态方能发挥最佳状态。

4.

有些家长认为，孩子刚开始近视，戴眼镜会让度数涨得更快，孩子只需要在学习的时候戴眼镜，平时不用戴。另外，网上流传吃胡萝卜、蓝莓等食物有利于眼睛健康。这些说法是否科学？

戴眼镜不会让眼镜度数涨得更快。儿童近视的本质是眼轴增长所致的屈光不匹配，而不是“戴眼镜太早”造成的。若孩子近视却不戴眼镜，为了看清远处物体，可能会长期眯眼、凑近看东西，导致眼部调节系统持续紧张，引发视疲劳，从而刺激眼轴进一步延长，导致近视度数不断加深。同时，不及时矫正近视会增加发生外斜视的风险。建议儿童配镜时，将度数配足来矫正近视。

“只在学习时戴眼镜”的做法多数情况下是不合理的。除非眼科医生有特殊建议，一般建议患有单纯性近视的儿童和青少年全天戴镜。配戴合适的眼镜不仅是为了“看得清楚”，更重要的是保持眼睛的调节力处于放松状态。稳定清晰的视觉输入有助于儿童大脑视觉中枢的正常发育。

“吃胡萝卜、蓝莓等食物有利于眼睛健康”在一定程度上是有科学依据的，但须理性看待。需要强调的是，这些食物中所含营养素的作用主要体现在维持眼部组织正常功能上，过度补充此类物质并不能直接预防或逆转白内障、黄斑变性等眼病。目前也没有确凿证据证明摄入这些食物能显著改善视力或延缓近视进展。

在日常饮食均衡的前提下，绝大多数儿童和成年人可通过正常饮食获得充足的维生素、叶黄素等对眼健康有益的营养素。一般情况下，不建议无明显营养缺乏或眼病史的人群额外补充维生素类或其他眼保健产品。若儿童盲目服用高剂量维生素 A，反而可能引起肝毒性等副作用。

5.

老年人应该如何通过日常症状识别、及时发现潜在的眼底病变风险？

在老年人群中，糖尿病视网膜病变、视网膜静脉阻塞等眼底疾病发病率较高。然而，这些疾病的早期症状常不典型，易被忽视，导致治疗延误，最终可能造成严重视力损害甚至失明。因此，尽早识别潜在的眼底病变风险至关重要。

老年人若出现以下表现，应提高警惕，及时就医。一是视力异常，包括视物模糊，特别是突发或渐进性视力下降，以及视物变形，如直线变弯曲、方格扭曲，均可能是眼底病变的警示信号。二是视野改变，眼前出现固定暗影黑影、闪光感或视野边缘出现缺损，须高度警惕视神经、视网膜病变。三是色觉异常，如视物颜色变淡或偏黄。四是双眼出现视觉差异，交替遮盖单眼进行对比时，若发现某侧视力明显下降，应尽快就医检查。

对于老年眼底疾病，遵循“早发现、早诊断、早治疗”的“三早”原则尤为关键。建议50岁以上健康人群，以及患有糖尿病、高血压等全身慢性疾病的患者，即使无明显症状，也应每半年至一年进行一次眼底检查。

随着眼底检查技术的进步和发展，眼底检查不仅能早期发现眼底病变，还能通过观察视网膜血管变化，提示全身性疾病风险。例如，视网膜血管的异常可反映高血压、动脉硬化等全身性血管问题，有助于及早发现健康隐患并采取干预措施。

日常生活中，老年人还应注意控制“三高”，即：高血压、高血糖、高血脂，管理好慢性疾病，并保持健康生活方式，包括合理膳食、适度运动、避免过度用眼，定时放松眼睛。

6.

现在年轻人常在黑暗中刷手机，还有人喜欢侧躺着玩手机，这些行为对我们的眼睛是否有伤害？过度接触蓝光如手机、电脑，高频用眼等行为是否会加速眼睛变老？

长期在黑暗环境下使用手机等电子产品确实对眼睛有害。暗光条件下，瞳孔会自然扩大以获取更多光线，屏幕的亮光则更集中地刺激视网膜，容易引起视疲劳、干涩、畏光等不适症状。长期如此会诱发或加重近视，部分中老年人甚至可能因此诱发急性闭角型青光眼。此外，侧躺玩手机时，由于眼睛左右距离屏幕不一致，造成一只眼睛更疲劳、调节负担更大，长期如此会导致近视不对称进展，屈光参差，影响双眼视觉。同时，颈椎和脊柱也会因此受到影响，导致慢性损伤。

关于蓝光问题，虽然实验研究表明，高强度或长期累积的蓝光暴露可能对视网膜有一定损伤风险，但需要明确的是，电子屏幕发出的蓝光强度远低于自然阳光中的蓝光水平，现有研究尚未发现日常接触蓝光与黄斑变性等眼病之间有直接关联。因此，正常使用电子产品无须过度担忧或采取特别防护措施。

不过，夜间过度接触蓝光确实可能干扰人体昼夜节律，影响褪黑素分泌，进而影响睡眠质量。建议在睡前减少电子产品使用，或开启“夜间模式”以减弱蓝光影响。

7.

每年暑期都会迎来“摘镜热”。但有些人说近视手术存在严重后遗症，做完视力会反弹，是这样吗？很多声称能防控近视、改善视力的近视防控贴和护眼仪，这些产品真的能起到这些效果吗？

目前主流的激光近视手术，如全飞秒、半飞秒激光矫正，以及眼内镜植入术，技术发展已比较成熟，安全性高。大量临床数据和长期随访结果显示，只要术前评估严格、排除不适合人群，手术的并发症发生率较低，术后视觉质量良好。

关于“近视手术存在严重后遗症，做完视力会反弹”，这个说法不准确，近视手术的本质是矫正屈光状态，而非消除近视或阻止近视发展。若术前患者仍处于近视进展阶段或是术后仍长时间近距离、高强度用眼，仍有可能因眼轴继续增长而出现“度数回退”的现象。因此，术前应接受全面评估，术后也应保持良好用眼习惯，才能有效维持术后视觉效果。

需要明确的是，近视一旦产生是不可逆的，目前一些近视防控贴和护眼仪产品宣称能够使眼轴回退、消除近视，这些都缺乏高质量的证据，且其长期的有效性和安全性无法保证，部分产品长期使用可能造成视网膜不可逆的损伤。目前，已被科学验证有效的近视防控方法包括：每天 2 小时以上户外活动、合理近距离用眼、科学配镜、使用低浓度阿托品和角膜塑形镜等。最后需要强调，近视防控应以良好用眼习惯为基础，使用低浓度阿托品和角膜塑形镜等近视防控产品要由专业医生指导。

8.

随着天气逐渐变热，蚊虫也开始增多，如何尽量避免蚊虫叮咬？“被蚊子叮咬后涂抹牙膏或肥皂水能预防传染病”是否可信？蚊子叮咬人类是否与血型有关？

建议在夏季之初和雨季到来之前，及时清理积水、垃圾和杂物，保持环境整洁，防止蚊虫孳生。

避免蚊虫叮咬，首先要做好物理屏障防护，尽量选择配备纱门纱窗、空调的住宿环境，夜间睡眠使用蚊帐。其次要掌握科学驱蚊措施，室外活动时，建议穿着浅色长袖上衣和长裤，使用驱蚊液喷涂暴露皮肤、衣物。最后要注意环境卫生，清理住所内外废弃容器、花盆托盘等的积水，防止蚊虫孳生。

“被蚊子叮咬后涂抹牙膏或肥皂水能预防传染病”的说法，没有科学证据。牙膏和肥皂水仅能缓解叮咬后的瘙痒症状，若被携带病原的蚊虫叮咬，叮咬后病原体如登革病毒已进入体内，涂抹这些物质无法阻止其感染。因此，被蚊虫叮咬后若出现发热等不适症状，须及时就医诊治。

目前科学研究证实血型与蚊子吸血偏好没有明确关系。蚊子选择叮咬对象时，更依赖实际生理特征和环境因素。人体呼出的二氧化碳是蚊子定位的核心信号，代谢旺盛的人（如孕妇、运动后人群）更易被叮咬。此外，蚊子对温度敏感，体温较高者（如发热者）更易被察觉。身着深色衣物因吸热和视觉对比明显，让这部分人群在蚊子眼中更“显眼”。人体汗液成分（如乳酸、尿酸等）、皮肤微生物群落、化妆品气味，都可能影响蚊子的选择。

9.

芒种时节人们户外活动频繁，应该如何预防虫类叮咬？被叮咬后，正确的紧急处理步骤是什么？“涂抹香油或酒精能让蜱虫自行脱落”，这种说法科学吗？

芒种时节，人们户外活动应特别注意预防蚊子、蜱虫、恙螨和隐翅虫等叮咬。这些虫子在气温25℃、湿度80%的潮湿环境里最活跃，常见于高草区、灌木丛和积水附近。蜱虫吸附于皮肤上，吸血后体积能膨胀5倍多，其唾液可能携带导致莱姆病、森林脑炎、发热伴血小板减少综合征的病原；恙螨幼虫藏在草叶腐土中，叮咬后会在皮肤上留下绿豆大小的红肿水疱；隐翅虫的体液接触皮肤会引发条状溃烂。

预防叮咬要记住“三要”。第一，外出时要穿浅色长衣、长裤，扎紧袖口和裤脚，选择光滑面料衣物可以减少昆虫的攀爬。第二，裸露皮肤及衣物要喷洒含避蚊胺等药物的驱避剂。第三，返回时要仔细检查全身及衣物等的隐蔽部位。在户外尽量避免在草丛、灌木、树荫下久坐或躺卧，同时要避免用手拍打虫子，防止虫子的有毒液体侵入皮肤。

被叮咬后要采取紧急处理。第一要尽快移除虫子，蜱虫可用尖头镊子垂直夹住虫子头部、缓慢垂直向上拔出，切勿旋转或猛拉，以免口器断裂留在皮肤内。情况允许时，最好还是寻求医生的专业帮助。第二要消毒处理，用酒精或碘伏清洁叮咬部位，避免感染。需要注意的是，与隐翅虫毒液接触后，要立即用肥皂水冲洗

15 分钟，不要用碘酒，避免加重灼伤。第三要密切观察，如果出现叮咬处发黑、持续发热、皮肤出现红肿、皮疹等症状，要立即就医。

“涂抹香油或酒精让蜱虫自行脱落”的说法，没有科学依据。该做法可能会刺激蜱虫，使其加速分泌唾液，增加被蜱虫携带病原体感染的风险；蜱虫被刺激后会收缩身体，导致其口器更深地嵌入皮肤，仿佛“咬”得更紧，甚至可能出现口器断裂并残留皮肤内，引发局部炎症、感染。

10.

无偿献血是一项公益事业，很多人想参与，但又担心献血对身体有影响，是这样吗？

无偿献血是安全的，健康成年人参与无偿献血不会损害身体健康。

首先，我们的身体有血液代偿机制。人体血液总量约占体重的 7%~8%，献血 200~400 毫升只占血液总量的 5%~10%。失去的血液会通过肝脏、脾脏等储血器官实现迅速补充，骨髓也会加速生成新的血细胞。

其次，血液采集是安全的。血站采血严格遵守操作规程和制度，由具有采血资格的医务人员进行，使用一次性无菌器材，环境严格消毒，这些举措确保了献血过程的安全。

最后，大家要注意献血前保持身体健康状态，不熬夜、不饮酒；献血当天避免空腹，避免油腻，清淡饮食。献血后，三指并拢按压针眼 10~15 分钟，24 小时内针眼避免沾水，48 小时内避免剧烈运动和高空作业，适当饮水补充血容量。个别献血者因紧张或血容量减少，可能会出现头晕、乏力等反应，通过精神放松、适当休息后即可缓解，无长期滞后不良影响。

11.

献血除了捐献全血外，还可以捐献血小板。捐献血小板与捐献全血有什么区别？对身体有什么影响？

献全血是捐献血液中的全部成分，包括红细胞、白细胞、血小板、血浆等，而捐献血小板是通过机器分离仅采集血液中的血小板，其他成分回输体内。献全血流程简单，扎针后直接抽血，全程约 5~10 分钟。献血小板须连接分离机，血液分批次抽出，分离血小板，回输剩余成分，全程约 40 分钟。

捐献血小板是安全的，对人体没有损害。血小板采集和回输的操作都是在无菌密闭的一次性器材中完成的，对采集的血液成分和献血者都能保证安全。另外，捐献血小板前，工作人员会根据血小板计数确定献血者能否参加血小板的捐献，保证采集后血小板量仍然在正常范围内。血小板的恢复速度比红细胞快，捐献血小板 7 天以后，循环血液中的血小板就可以恢复到捐献前的水平了。血小板一般可间隔 14 天捐献一次。有许多爱心人士就是从捐献全血开始，又加入捐献血小板的队伍。

捐献血小板与捐献全血的要求大部分相似。首先对献血者进行健康征询，排除不适宜献血的情况；其次就是对献血者进行一般健康状况评估，比如要求年龄段处于青壮年，体重大于50公斤，血压、脉搏等体检项目合格，还有就是一些献血前血液检测项目。

【国家卫生健康委例行健康提示】

健康科普是社会各界高度关注的话题。互联网的发展为大家提供了海量的健康科普信息。如何从这些海量的信息中筛选出科学、权威的健康科普知识呢？

国家卫生健康委推荐下面三个办法：一是通过权威机构获取，例如各级卫生健康部门、医疗卫生机构的官方网站和公众号等。二是通过具备资质的医务人员"自媒体"账号获取。按照规定，各网站平台必须在账号主页显著位置展示认证信息，如医师资格证、医师执业证、护士执业证等相关资质证件的名称、专业范围等。严禁无资质账号生产发布专业医疗科普内容。三是拒绝假科普、真带货。以科普名义违规导医导诊、带货牟利的均涉嫌违反有关法律法规，大家不要上当。如果发现此类行为，可以通过账号所在平台或者国家卫生健康委官网"健康科普辟谣平台"进行举报。